DES

ABCÈS MASTOÏDIENS

LIES AUX AFFECTIONS DE L'OREILLE

PAR

Le Dr Henri GERVAIS,

Ancien élève des Écoles pratiques de chimie et d'anatomie de Montpellier,

Ancien externe des hopitaux de Paris,

(Medaille de Bronze de l'Assistance publique)

PARIS

A. PARENT, IMPRIMEUR DE LA FACULTE DE MÉDECINE

29-31, RUE MONSIEUR-LE-PRINCE, 29-31.

1879

DES

ABCÈS MASTOÏDIENS

LIÉS AUX AFFECTIONS DE L'OREILLE

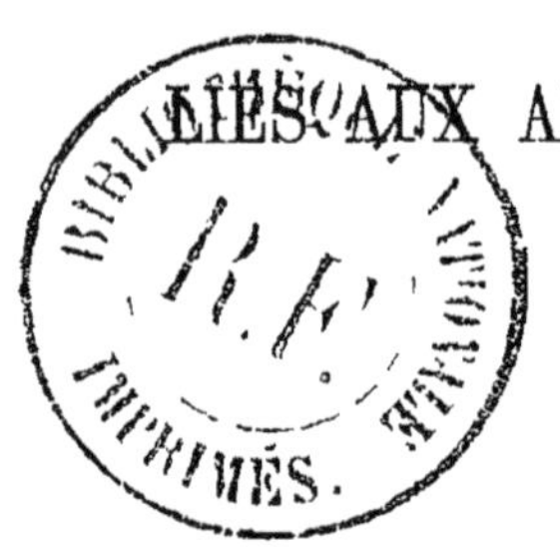

PAR

Le Dr Henri GERVAIS,
Ancien élève des Écoles pratiques de chimie et d'anatomie de Montpellier,
Ancien externe des hopitaux de Paris,
(Médaille de Bronze de l'Assistance publique).

PARIS
A. PARENT, IMPRIMEUR DE LA FACULTE DE MÉDECINE
29-31, RUE MONSIEUR-LE-PRINCE, 29-31.

1879

A LA MÉMOIRE

DE MA MERE ET DE MON GRAND-PÈRE

A MES MAITRES DANS LES HOPITAUX

A MON TRÈS-CHER MAITRE

M. LE DOCTEUR TILLAUX
Directeur des travaux anatomiques de l'amphithéâtre des hôpitaux,
Professeur agrégé à la Faculté de médecine,
Chirurgien de l'hôpital Beaujon,
Chevalier de la Légion d'honneur.

Hommage de profonde reconnaissance.

A M. LE DOCTEUR BUCQUOY
Professeur agrégé à la Faculté de médecine,
Médecin de l'hôpital Cochin,
Chevalier de la Légion d'honneur.

A M. LE DOCTEUR ARCHAMBAULT
Médecin de l'hôpital des Enfants-Malades,
Chevalier de la Légion d'honneur.

A M. LE DOCTEUR GELLÉ
Professeur d'otologie à l'Ecole pratique de la Faculté.

A MES PREMIERS MAITRES DE LA FACULTE
DE MÉDECINE DE MONTPELLIER

A M. LE DOCTEUR BATTLE

Professeur agrégé à la Faculté de médecine de Montpellier.

DES

ABCÈS MASTOÏDIENS

LIÉS AUX AFFECTIONS DE L'OREILLE

INTRODUCTION.

La question des abcès mastoïdiens est en otologie une des premières qui aient été traitées, une de celles qui ont donné lieu aux plus nombreux travaux. Confondus par les anciens avec ceux des autres parties du crâne, ces abcès ont commencé à être étudiés d'une façon sérieuse au XVIIe siècle. A ce moment, la découverte de la disposition aréolaire de l'apophyse mastoïde et la communication des cellules mastoïdiennes avec la caisse du tympan était connue depuis un certain nombre d'années, et, par cela même, les liens qui unissaient les abcès mastoïdiens aux affections de l'oreille. Une opération hardie a été le résultat de ces travaux : je veux parler de la trépanation de l'apophyse mastoïde. Délaissée à la fin du XVIIIe siècle et au commencement du XIXe, l'étude des abcès mastoïdiens a été reprise de nos jours, au milieu de ce grand mouvement qui a créé la science otologique. On a mieux distingué les différentes variétés d'abcès mastoïdiens; on a établi avec plus de soin les indications de la trépanation. Ces dernières années, sous l'influence du réveil du goût en France pour les études otologiques, un certain nombre de thèses ont paru à la Faculté de médecine de Paris sur la trépanation et les abcès mastoïdiens; je citerai celles de Délaissement, de Warnet, de Brochin, de Gierszynski, de Woimant.

Est-ce à dire que tout est dit sur cette question; non, sans doute. Là, comme sur bien des points en otologie, beaucoup reste à faire. Mon modeste travail n'a pas la prétention de combler cette lacune; il apporte seulementun certain nombre d'observations, et, avec elles, je pense, quelques petits faits dont on a peu ou pas parlé jusqu'ici.

Il y a quelques mois à peine, pendant mon externat à Beaujon, dans le service de M. Tillaux, j'ai eu l'occasion d'observer de près deux malades, atteints, l'un d'un abcès mastoïdien sous-cutané, l'autre d'un abcès mastoïdien sous-périostique. La pathogénie des abcès mastoïdiens sous-cutanés, les troubles oculaires qu'a présentés le second malade, troubles que M. Tillaux avait déjà remarqués l'année précédente dans un cas semblable. et sur lesquels personne, à ce que je sache du moins, n'a encore rien écrit, m'ont paru des plus intéressants à étudier. Je me suis alors décidé, sur les conseils de mon excellent maître, à faire des abcès mastoïdiens le sujet de ma thèse.

J'ai recueilli depuis quelques autres observations; je les dois pour la plupart à l'obligeance de M. Gellé, de M. Coudereau, de M. Garrigou-Désarènes, à celle de mes amis MM. Reynier et Baratoux.

Je diviserai mon travail en trois parties. Dans une première partie je rappelerai quelques considérations anatomiques sur la région mastoïdienne. Elles me semblent absolument nécessaires pour bien comprendre la pathogénie, la marche et le traitement des abcès mastoïdiens.

La seconde partie sera consacrée à la description de ces abcès.

Le traitement fera l'objet de la troisième.

Avant de commencer ce travail, qu'il me soit permis d'adresser mes remerciements les plus sincères aux maîtres éminents à qui je suis redevable de ce que je sais en chirurgie et en médecine, M. Tillaux, M. Bucquoy, M. Archambault.

Qu'il me soit également permis de remercier M. Gellé, dont les conseils et les excellentes leçons à l'Ecole pratique m'ont été du plus grand secours.

PREMIÈRE PARTIE

De la région mastoïdienne.

La région mastoïdienne est située sur les parties latérales du crâne. C'est une petite région ayant la forme d'un triangle à base supérieure; elle est bornée en avant par le sillon auriculo-mastoïdien, en haut et en arrière par la ligne courbe que forme l'implantation des cheveux, en bas par le sommet de l'apophyse mastoïde.

Elle se compose de parties molles formant une couche assez mince et de parties dures offrant une grande épaisseur.

On trouve par ordre de superposition :

1° La peau.

2° La couche sous-cutanée.

3° Une couche musculo-aponévrotique.

4° Le périoste.

5° L'apophyse mastoïde.

Je pense qu'au point de vue pathologique, point de vue auquel je me place ici, on peut ramener ces diverses couches à trois principales :

1° La peau et la couche sous-cutanée.

2° La couche musculo-aponévrotique et le périoste.

3° L'apophyse mastoïde.

La peau est depourvue de poils; épaisse et résistante,

elle offre souvent au pus une barrière qui le force à fuser dans les régions voisines.

La couche sous-cutanée, de texture très-serrée, est unie solidement au plan fibreux sous-jacent. Elle se continue avec le tissu cellulaire sous-cutané des régions voisines et notamment en avant avec celui du conduit auditif externe. On sait que le cartilage du conduit auditif ne forme pas un anneau complet, qu'il manque constamment en haut et arrière ; en cet endroit un faisceau fibreux ne relie nullement ses deux extrémités. C'est là un point sur lequel a insisté M. Tillaux, dans son Traité d'anatomie topographique. Le tissu cellulaire de la région mastoïdienne peut donc se continuer et se continue en effet avec celui du conduit auditif, si riche en éléments glandulaires. Cette disposition permet d'expliquer comment le pus peut fuser de la région mastoïdienne dans le conduit auditif et réciproquement. On dit généralement que le pus fuse à travers les incisures de Santorini ; c'est une erreur, puisque ces incisures n'existent pas en arrière et en haut du conduit auditif.

La couche sous-cutanée contient un ou plusieurs petits ganglions lymphatiques, l'artère auriculaire postérieure et quelques filets nerveux. Les ganglions lymphatiques ou glandes sous-auriculaires d'Arnold reçoivent en partie les lymphathiques des régions occipitale et pariétale, du pavillon et du conduit auditif externe. L'artère auriculaire postérieure est placée dans le sillon auriculo-mastoïdien et se ramifie sur la face interne de la conque. Adhérente à la couche sous-cutanée, elle est soulevée en dehors avec les téguments dans les abcès de la région et court grand risque d'être intéressée lorsqu'on ouvre l'abcès. Les filets nerveux appartiennent aux branches mastoïdienne et auriculaire du plexus cervical superficiel.

La couche musculo-aponévrotique, très-mince le plus souvent, diffère à la partie supérieure et à la partie inférieure. A la partie supérieure, elle n'est que la terminaison de l'aponévrose épicranienne ; inférieurement, elle est formée par l'extrémité supérieure des muscles sterno-mastoïdien, splénius et petit complexus. En avant, on trouve le petit muscle auriculaire postérieur et le ligament postérieur de l'oreille.

Remarquablement épais, le périoste de la région est uni intimement à la couche aponévrotique, et, d'un autre côté, est peu adhérent au squelètte, dont le sépare une couche celluleuse très-mince. Il se continue en haut et en arrière avec le périoste des régions temporale et occipitale ; en avant, il pénètre dans le conduit auditif au niveau de ses parois supérieure et postérieure et se confond avec la face profonde de la peau qui tapisse ce conduit. Arrivé au niveau de la membrane du tympan, il se réfléchit et va constituer un des deux plans de la couche moyenne ou fibreuse, le plan des fibres radiées. J'ajoute que cette disposition n'existe qu'à la partie supérieure, dans le point où l'anneau tympanique est interrompu ; partout ailleurs, les fibres de la couche moyenne s'attachent au cercle tendineux qui fixe le tympan dans son cadre. D'aprèsToynbee, le second plan de la couche moyenne ou plan des fibres circulaires proviendrait du périoste de la caisse. Le périoste de la région mastoïdienne est donc en continuité direct avec le périoste du conduit auditif et de la caisse. Ceci jette un grand jour sur la pathogénie des abcès mastoïdiens sous-périostiques ; j'y reviendrai plus tard.

Derrière les parties molles se trouve l'apophyse mastoïde. Cette apophyse se présente sous forme d'une pyramide à base supérieure, dirigée un peu obliquement de haut en bas et d'arrière en avant ; creusée d'une foule de petites cavités ou cellules très-irrégulières et contenant de l'air.

Ces cellules n'existent guère que chez l'homme et quelques anthropoïdes. Chez un grand nombre de mammifères, leur absence est suppléée par le développement considérable de la caisse du tympan. C'est là une question des plus intéressantes que M. Gellé a étudiée avec beaucoup de soin.

Les cellules mastoïdiennes forment en réalité deux groupes, un groupe horizontal et un groupe vertical. Le premier groupe, situé à la base de l'apophyse mastoïde, derrière et au-dessus de la caisse, se compose de plusieurs grandes cellules, dont une de dimension considérable; ces cellules s'insinuent presque toujours dans la paroi supérieure du conduit auditif osseux. Le second groupe, situé plus bas, contient tout un système de petites et grandes cavités osseuses. Ces dernières se trouvent surtout au sommet, au nombre de une, deux, trois, quatre. Toutes ces cellules communiquent entre elles et avec la caisse du tympan, au moyen d'un canal très-court à direction horizontale, qui part de la grande cellule du groupe horizontal et vient s'ouvrir dans la caisse par un orifice triangulaire. Cet orifice, que Vésale paraît avoir le premier constaté, est situé à la partie postérieure et supérieure de la caisse, exactement sur le prolongement de la trompe d'Eustache. Les cellules mastoïdiennes, la caisse, la trompe d'Eustache forment en réalité un seul canal continu, dilaté en ampoule à son milieu. On comprend dès lors la solidarité morbide qui unit ces trois parties de l'organe de l'ouïe et l'impossibilité de décrire les affections de l'une sans parler en même temps de celles des autres.

La muqueuse qui tapisse les cellules mastoïdiennes n'est qu'un prolongement de celle de la caisse et de la trompe. Lisse et blanchâtre, elle ressemble beaucoup à une membrane séreuse; son épithélium est pavimenteux; on n'y a pas décrit de glandes, bien que leur présence soit probable. Elle est excessivement mince et si intimement unie au périoste que ces deux membranes n'en forment guère qu'une seule.

La disposition des cellules mastoïdiennes est habituellement celle que je viens de décrire; mais il faut se rappeler qu'il y a d'assez nombreuses exceptions. Chez certaines personnes, les cellules occupent la totalité de l'intérieur de l'os; chez d'autres l'apophyse est presque compacte. Cette dernière disposition s'annonce ordinairement à l'extérieur par la petitesse de l'apophyse mastoïde; c'est ce qu'un des premiers Murray a fait remarquer. L'orifice de communication des cellules avec la caisse peut ne pas exister: Huschke, Richet ont rencontré des cas semblables. Toutefois ces faits paraissent très-rares.

Les cellules mastoïdiennes offrent avec les parties voisines des rapports de la plus haute importance, expliquant les complications redoutables auxquelles donne lieu leur inflammation.

En raison de la forme de l'apophyse mastoïde, ces rapports doivent être considérés en dehors, en avant, en dedans, en haut et en bas.

En dehors les cellules répondent aux parties molles déjà décrites. Elles en sont séparées par une couche de tissu compacte dont l'épaisseur est des plus variables, quelquefois très-épaisse, d'autres fois amincie jusqu'à la transparence, parfois même perforée. Les pneumatocèles du crâne reconnaissent assez souvent pour cause cette dernière disposition. L'épaisseur de cette table externe augmente du sommet à la base; elle paraît plus considérable que celle de la table interne, ce qui rend compte de la tendance plus grande du pus à se porter vers la cavité crânienne. Convexe et rugueuse, elle offre à sa partie supérieure, au-dessous de la racine longitudinale de l'apophyse zygomatique, au-dessus et en arrière du conduit auditif, une dépression triangulaire à base supérieure, qui peut présenter un point de repère excellent pour la trépanation. Cette dépression présente elle-même une petite saillie osseuse, décrite par Henle et appelée *spina supra meatum* par Bezold. Pour être complet, je dois ajouter qu'on trouve sur la lame externe de l'apophyse mastoïde un orifice par où passe une veine importante, la veine mastoïdienne, qui fait communiquer la circulation des veines extérieures du crâne avec la circulation veineuse intracrânienne.

En avant, les cellules mastoïdiennes sont séparées du conduit auditif osseux par une lame ordinairement assez mince, donnant passage à de nombreux vaisseaux, d'où possibilité de voir l'inflammation du conduit se propager aux cellules, ou un abcès intra-mastoïdien s'ouvrir dans le conduit. Plus en dedans, les cellules sont en rapport avec la caisse, l'aqueduc de Fallope et l'oreille interne.

En dedans elles affectent des rapports avec le sinus latéral logé dans un sillon profond, le sinus pétreux supérieur, les méninges et le cervelet; elles ne sont séparées de ces organes que par la lame interne ou vitrée des os du crâne, perforée de nombreux trous par où passent des vaisseaux. On conçoit combien doivent être faciles les thromboses des sinus, les lésions des méninges et du cervelet, dès que l'inflammation suppurative a envahi les cellules.

En haut, c'est avec le cerveau que les cellules mastoïdiennes sont en rapport. Même minceur, même transparence de la lame osseuse qui les sépare. On trouve de plus ici l'extrémité postérieure et externe de la fissure pétro-écailleuse. On sait que cette fissure donne passage à une série de petits vaisseaux qui vont de la dure-mère aux cellules et à la caisse.

Enfin, en bas l'apophyse mastoïde offre la rainure digastrique; son extrémité est embrassée par le sterno-mastoïdien.

Telle est la disposition de la région mastoïdienne chez l'adulte; chez l'enfant et le vieillard, chez le premier surtout, elle offre des particularités qu'il faut connaître.

Chez l'enfant la division que j'ai établie en trois couches principales est bien plus nette; du moins, c'est ce qu'il m'a semblé dans les quelques dissections que j'ai faites de la région. La couche sous-cutanée se détache bien plus facilement que chez l'adulte de la couche musculo-aponévrotique sous-jacente; sa continuation avec le tissu cellulaire sous-cutané du conduit auditif m'a paru plus facile à constater.

Le périoste, plus épais que chez l'adulte, plus facile à détacher du temporal, se continue, dans les premiers temps de la vie, non plus avec celui du conduit auditif, mais directement avec celui de la caisse. A la naissance, en effet, le conduit auditif osseux n'existe pas; il est représenté par un anneau osseux incomplet en haut, appelé anneau tympanique et dans lequel s'enchâsse la membrane du tympan; cet anneau osseux fait partie du plan de la base du crâne et regarde directement en bas. A partir de la naissance, l'anneau tympanique se développe, à mesure que diminue la portion membraneuse, et forme une partie de la portion osseuse du conduit auditif. L'autre partie, c'est-à-dire la paroi postéro-supérieure, est constituée par la surface externe du temporal. Il résulte de cette disposition du conduit osseux chez les enfants qu'une otite périostique de la caisse doit se transmettre plus facilement que chez l'adulte au périoste mastoïdien.

L'apophyse mastoïde offre des modifications plus importantes encore que les parties molles. Ces modifications portent sur sa structure et sur ses rapports.

Bien exposée par M. Gellé, la structure de l'apophyse mastoïde présente à la naissance les caractères suivants : on ne trouve pas de portion verticale ; la portion horizontale seule existe, et encore n'est-elle plus la même qu'à un âge plus avancé : elle se compose uniquement de tissu spongieux en relation intime avec les vaisseaux cutanés et les sinus de la dure-mère ; ce tissu spongieux présente à sa partie antérieure et supérieure une excavation large, bien limitée, à parois lisses, qui s'ouvre largement dans la caisse du tympan : c'est la cavité prémastoïdienne des auteurs. Elle est remplie, comme la caisse, d'une sorte de masse gélatiniforme de couleur variant du gris bleuâtre au rouge trouble plus ou moins foncé ; peut-être sa ressemblance avec une gelée est-elle plus frappante dans la cavité prémastoïdienne. Cette masse gélatiniforme, constituée par la membrane muqueuse hypertrophiée, disparaît dans les premières heures de la vie.

Dans le cours de la première année quelques cellules aérifères se forment ; de 2 à 3 ans elles deviennent plus nombreuses et plus grandes, la portion verticale de l'apophyse mastoïde commence à se dessiner ; plus tard les cellules augmentent encore en nombre et en capacité, l'apophyse mastoïde se développe de plus en plus et atteint son développement complet à l'époque de la puberté.

Chez l'adulte les cellules mastoïdiennes communiquent, comme on sait, avec la caisse. A quel âge s'établit cette communication ? D'après Murray, elle s'établirait vers l'âge de 15 à 16 ans. Les recherches ultérieures de Rosenthal lui ont permis d'établir que, dès l'âge de 5 ans, les cellules peuvent communiquer avec l'oreille moyenne.

Les rapports de l'apophyse mastoïde présentent une particularité intéressante, sur laquelle Toynbee, le premier, a insisté. Dans les premiers temps de la vie, les cellules mastoïdiennes sont situées au-dessus du sinus latéral et sont en rapport avec la fosse cérébrale moyenne ; de là résulte que, dans la première enfance, les maladies de l'apophyse mastoïde se transmettront surtout au cerveau, tandis que plus tard elles affectent plutôt le sinus latéral et le cervelet.

Chez le vieillard l'apopophyse mastoïde seule offre quelques remarques à faire. Les cellules sont très-développées ; elles creusent le temporal de manière à n'être plus séparées des organes environnants que par des lamelles osseuses très-minces. Dans d'autres cas, l'apophyse mastoïde se transforme en une masse osseuse épaisse, dans laquelle on rencontre à peine quelques cellules aériennes.

DEUXIÈME PARTIE

Abcès mastoïdiens

DIVISION.

Toutes les régions du corps peuvent donner lieu au développement d'abcès. Mais chaque région est en quelque sorte un organe spécial ayant sa structure particulière; de là la physionomie différente que revêtent les abcès, suivant les régions où ils prennent naissance. Autant et plus que toute autre, en raison de ses rapports intimes avec l'appareil de l'ouïe, la région mastoïdienne, nous venons de le voir, offre une structure des plus compliquées. C'est ce qui explique les difficultés que présente l'étude des abcès mastoïdiens, leur pathogénie variée, leur marche si différente suivant les cas, les complications nombreuses et redoutables auxquelles ils donnent lieu.

Leur division est des plus simples : ils se divisent en abcès extra-mastoïdiens et en abcès intra-mastoïdiens, suivant qu'ils prennent naissance dans les parties molles ou dans les parties dures. Les abcès extra-mastoïdiens, à leur tour, se subdivisent en abcès sous-cutanés et en abcès sous-périostiques; les premiers se développent dans le tissu cellulaire sous-cutané, les seconds sous le périoste.

Dans l'immense majorité des cas, les abcès mastoïdiens sont liés à une affection de l'oreille. Ce sont de beaucoup les plus intéressants; ce sont les seuls que je me propose d'étudier. Cependant je dirai quelques mots de ceux qui ne sont pas liés à une affection de l'oreille ; je pense que l'étude des premiers en sera plus claire et plus facile.

Abcès mastoïdiens sous-cutanés.

Les abcès mastoïdiens sous-cutanés, non liés à une affection de l'oreille, sont comme tous les abcès ou idiopathiques ou consécutifs. Dans ce dernier cas, ils sont dus le plus souvent à des adénites suppurées, à des adéno-phlegmons ; le point de départ est une plaie, une inflammation des régions pariétale ou occipitale, dont les lymphatiques se rendent en partie dans ces ganglions. Un otologiste, allemand, Voltolini, a signalé, en 1875, une variété assez curieuse d'inflammation spontanée du tissu cellulaire sous-cutané de la région mastoïdienne. Cette inflammation, qui se manifeste le plus souvent des deux côtés à la fois, paraît uniquement provoquée par le refroidissement. Voltolini n'a rencontré qu'en Silésie ces phlegmons et les abcès qui en sont la terminaison.

Les abcès mastoïdiens liés à une affection de l'oreille n'ont pas, à mon avis, suffisamment attiré l'attention. Ils offrent cependant un certain intérêt ; la confusion est possible entre eux et les abcès sous-périostiques et même les abcès intra-mastoidiens, dont le pronostic est bien différent. Ils sont dus à une adénite suppurée, à un adéno-phlegmon ; ici l'adénite reconnaît pour cause une plaie, une inflammation circonscrite ou diffuse du pavillon de l'oreille ou du conduit auditif. J'ajoute que l'adénite se termine le plus souvent par résolution et que ces abcès sous-cutanés ne sont pas très-communs.

Ces abcès sont-ils tous dus à une adénite? Les quelques auteurs qui ont écrit là-dessus ne parlent pas d'autres variétés. Hagen seul, dans un petit opuscule, qui a paru à Leipzig en 1867 et que mon ami, M. Debrand, a bien voulu me traduire, indique une autre cause aux abcès mastoïdiens sous-cutanés liés aux affections de l'oreille. « Peu de temps après la formation de la petite tuméfaction, dit Hagen en décrivant les symptômes physiques du furoncle du conduit auditif externe, les tissus qui l'entourent prennent part au gonflement. Ce gonflement peut s'étendre au devant du tragus, quand l'abcès siége sur la paroi antérieure ; à l'apophyse mastoïde, s'il siége sur la paroi postérieure, et, dans certains cas, donner lieu à la formation d'un abcès. » Plus loin, l'auteur ajoute : « Nous avons eu l'occasion dans ces derniers temps d'observer un cas dans lequel l'inflammation s'était propagée au tissu cellulaire de la région mastoïdienne. Une collection purulente se forma; nous dûmes faire une incision pour donner issue au pus. » Hagen a donc vu un furoncle du conduit auditif devenir, sans l'intermédiaire obligé de l'angioleucite, le point de départ d'une phlegmasie diffuse qui a envahi le tissu cellulaire de la région mastoïdienne. M. Tillaux de son côté a observé quelques faits semblables à celui de Hagen ; il m'a dit avoir vu, dans quelques rares cas, une inflammation circonscrite du conduit auditif se propager peu à peu à la région mastoïdienne et y donner lieu à un abcès sous-cutané.

La pathogénie dans ces cas ne me paraît pas difficile à concevoir. Le tissu cellulaire sous-cutané du conduit auditif, je l'ai déjà fait remarquer, communique en haut et en arrière avec celui de la région mastoïdienne ; si donc l'inflammation siége au niveau des parois supérieure ou postérieure du conduit, là où le cartilage manque, on conçoit qu'elle puisse se propager de proche en proche du conduit à la région mastoïdienne. Dans les cas de Hagen et de Tillaux ce sont des furoncles du conduit qui ont donné lieu à la formation de l'abcès mastoïdien. Mais un abcès sous-cutané quelconque du conduit auditif, s'il siége sur la paroi postéro-supérieure, doit pouvoir donner lieu à la même complication.

Je donne quelques lignes plus loin l'observation d'un malade atteint d'abcès mastoïdien sous-cutané. Mais la pathogénie peut être discutée. C'est un homme qui, au milieu d'une otite purulente de la caisse, est pris de quelques élancements douloureux dans le conduit auditif et consécutivement de douleurs dans la région mastoïdienne. Il arrive à Beaujon vers le douzième jour; un abcès existe au niveau de la région mastoïdienne: on l'ouvre et on constate que l'os est recouvert de son périoste. L'examen du conduit auditif montre une tuméfaction circonscrite, acuminée sur la paroi postéro-supérieure. Est-ce un abcès lié à une adénite ou analogue à ceux dont parlent Hagen et M. Tillaux. Le malade est venu trop tard à l'hôpital pour pouvoir se prononcer d'une façon certaine. Cependant, en raison des douleurs qu'il a ressenties dans le conduit auditif et qui ont précédé l'abcès mastoïdien, en raison de la tuméfaction circonscrite du conduit, je crois qu'il y avait un furoncle et que l'inflammation s'est propagée de proche en proche à la région mastoïdienne. On sait que les furoncles ne sont pas très-rares dans le cours d'une otorrhée.

La marche des abcès mastoïdiens sous-cutanés est semblable à celle de tous les abcès chauds, sauf quelques petites particularités. Le pus se forme rapidement; sa formation s'annonce par une exagération des phénomènes inflammatoires, suivie d'une détente locale et générale. L'abcès se présente sous forme d'une tumeur saillante, rouge, chaude, fluctuante, bien limitée; le sillon auriculo-mastoïdien est conservé. Souvent cependant, lorsque le tissu cellulaire situé en arrière de la conque prend par à l'inflammation, le sillon auriculo-mastoïdien s'efface et le pavillon se porte en avant. Bientôt la peau s'amincit et se perfore ; le pus s'écoule ; un stylet introduit constate la non dénudation de l'os.

Mais il n'en est pas toujours ainsi: la peau très-épaisse peut résister à l'ulcération ; le pus peut la décoller, fuser plus loin et notamment passer derrière la conque et venir s'ouvrir dans le conduit auditif, là où le cartilage fait défaut. La peau qui recouvre la tumeur peut aussi se détruire en même temps ; il s'établit ainsi une double fistule. La guérison, assez rapide lorsque le pus n'a pas décollé largement la peau, est retardée quelquefois assez longtemps dans ce dernier cas.

Observation I (Personnelle).

Otite purulente de la caisse. Abcès mastoïdien sous-cutané.

Philippe Diemer, 47 ans, sellier, entre le 4 avril 1878 à l'hôpital Beaujon, service de M. Tillaux, salle Saint-Edmond, nº 52.

C'est un homme grand, maigre et d'une pâleur maladive ; tousse depuis trois ans environ, a eu à plusieurs reprises des hémoptysies ; amaigrissement considérable dans ces derniers temps.

Il y a dix-huit mois un écoulement purulent s'est établi par l'oreille gauche, sans souffrance aucune. Cet écoulement a toujours persisté depuis ; il a été accompagné pendant quelques jours, au commencement de novembre, de douleurs assez vives. Il y a une dizaine de jours, quelques élancements douloureux se sont fait sentir dans l'oreille malade ; les douleurs ont augmenté les jours suivants et ont gagné la région mastoïdienne. C'est alors que le malade s'est décidé à entrer à l'hôpital.

Etat actuel. — Au niveau de l'apophyse mastoïde gauche gonflement circonscrit, assez bien limité ; le sillon auriculo-mastoïdien est un peu effacé. La peau est d'un rouge violacé et la fluctuation des plus nettes ; la pression fait sortir un peu de pus par le condit auditif. Les souffrances ne sont pas très vives.

Le conduit auditif est rempli de pus ; il présente, à sa partie postéro-supérieure, une tuméfaction acuminée, qui empêche de voir la membrane du tympan. Le procédé de Valsalva ne laisse aucun doute sur l'existence d'un perforation tympanique.

La montre n'est entendue qu'appliquée sur l'oreille.

Le diapason est mieux entendu du côté malade.

L'état général est des plus mauvais : appétit nul; voix altérée ; toux constante; crachats nummulaires; l'auscultation et la percussion dénotent la présence de lésions tuberculeuses avancées au sommet des poumons.

On diagnostique une otite purulente de la caisse et un abcès mastoïdien sous-cutané.

Une incision verticale est faite immédiatement à 1 centimètre environ du sillon auriculo-mastoïdien; elle donne issue à un pus abondant. Un stylet introduit dans la plaie permet de constater la non dénudation de l'apophyse mastoïde.

Cataplasmes et injections phéniquées; huile de foie de morue, julep diacodé.

Les jours suivants la suppuration diminue ; le malade se sent mieux. Mais cette amélioration est de courte durée ; le malade s'affaiblit de plus en plus, ses forces s'en vont de jour en jour. Sous l'influence de l'état général, la cicatrisation des parois du foyer ne se fait pas : la suppuration est abondante.

Le malade meurt le 1er juillet.

L'autopsie ne peut être faite.

Abcès mastoïdiens sous-périostiques.

ÉTIOLOGIE. — PATHOGÉNIE.

Les abcès mastoïdiens sous-périostiques non liés à une affection de l'oreille se développent à la suite d'une violence extérieure, presque toujours sous l'influence d'un état diathésique, le rhumatisme, la scrofule, la syphilis. Ils ne diffèrent en rien des ostéo-périostites suppurées qui prennent naissance dans les autres régions. Le seul point particulier qu'offre leur étude est celui-ci : ils peuvent, par suite de la carie ou de la nécrose de la lame externe de l'apophyse mastoïde, donner lieu à la suppuration de cellules mastoïdiennes et à toutes ses conséquences.

Les abcès sous-périostiques liés aux affections de l'oreille ne sont pas très-rares. Leur étude est de date toute récente. J.-L. Petit avait bien remarqué que certains abcès mastoïdiens s'élevaient beaucoup et suppuraient promptement, que d'autres s'élevaient fort peu et étaient longtemps à venir à maturité ; que les premiers guérissaient aussi promptement que le vrai phlegmon des autres parties, tandis que les seconds étaient très-fâcheux. Mais il n'avait pas été plus loin ; là s'étaient arrêtées ses remarques. Ce n'est que de nos jours que la question a été étudiée à fond. M. Duplay est certainement un de ceux qui ont le mieux fait connaître ces abcès sous-périostiques. Ce chirurgien distingué a fait paraître en 1875, dans les *Arch. gen. de méd.*, un mémoire remarquable auquel je ferai de nombreux emprunts. Avec sa clarté et sa netteté habituelles, dans son Traité d'anatomie topographique, mon maître M. Tillaux attire à plusieurs reprises l'attention sur la pathogénie et la marche des abcès sous-périostiques.

Les abcès mastoïdiens sous-périostiques reconnaissent pour origine constante une otite périostique. Cette otite périostique est dans l'immense majorité des cas une otite de la caisse qui se propage au conduit auditif. Dans quelques cas, l'otite périostique naît dans le conduit auditif, sans être précédée d'otite moyenne. Cette variété d'otite externe est assez rare. M. Duplay n'en aurait pas constaté de cas bien net ; M. Tillaux m'a dit en avoir vu plusieurs cas. J'en ai observé moi-même un cas à Beaujon ; j'en donne plus loin l'observation (obs. II). Cette otite périostique moyenne ou externe survient le plus ordinairement dans le cours d'une otite purulente, par propagation de l'inflammation aux couches profondes, sous l'influence d'une cause quelconque, surtout sous l'influence du froid. Quelquefois le mal est constitué à son début par une périostite véritable et l'on a une otite périostique primitive, une otite périostique d'emblée, la plus grave des otites.

Cette otite périostique n'est pas admise par tout le monde. Il est de fait qu'il y a union intime entre le périoste et la peau du conduit auditif, entre le périoste et la muqueuse tympanique surtout. Il est de fait, comme le fait remarquer Trœltsch, que chaque inflammation de la muqueuse tympanique est en même temps une inflammation du périoste, chaque catarrhe une périostite. Je crois cependant que, dans bon nombre de cas, l'une des deux membranes est plus spécialement affectée et qu'on doit, avec MM. Tillaux, Duplay, Gellé admettre l'existence d'une forme d'otite suraiguë, l'otite périostique. Du reste il existe des autopsies qui prouvent l'existence de ces otites périostiques. Dans un cas d'abcès mastoïdien sous-périostique où l'examen nécroscopique put être fait, M. Duplay a trouvé le périoste de la caisse, du conduit auditif, de l'apophyse mastoïde, de la fosse temporale détaché de l'os sous-jacent, qui présentait une vascularisation manifeste. J'ai vu chez M. Gellé une pièce pathologique semblable; elle provient du cadavre d'un enfant de quatre mois. Le périoste est détaché depuis la caisse jusqu'à la région temporale et présente une perforation au niveau de la paroi supérieure du conduit auditif; le tympan est perforé.

La pathogénie des abcès mastoïdiens consécutifs à l'otite périostique est facile à concevoir. On sait que la continuité est directe entre le périoste de la caisse et celui du conduit auditif au niveau de la partie supérieure du cadre tympanal et entre le périoste du conduit auditif et celui de l'apophyse mastoïde. L'inflammation peut donc se propager du périoste de la caisse et du conduit auditif au périoste mastoïdien. Pour M. Tillaux, l'otite périostique serait une véritable ostéo-périostite; l'inflammation se propagerait entre l'os et le périoste.

Cette propagation paraît plus facile chez l'enfant, dont le conduit auditif n'existe pas ou presque pas. Les abcès sous-périostiques en effet sont assez communs dans les premières années de la vie; j'en rapporte plusieurs observations.

L'accumulation de cérumen dans le conduit auditif peut-il contribuer à l'extension de la périostite à la région mastoïdieune? Dans un mémoire fort important sur les maladies de l'apophyse mastoïde, Buck (de New-York), publie une observation où la présence de cérumen dans le conduit semblerait avoir été, en partie du moins, la cause d'un abcès mastoïdien sous-périostique. Chez un des malades dont je cite l'observation (obs. III), il y avait avant le développement de la périostite de l'apophyse mastoïde des masses cérumineuses fort dures dans le conduit auditif. Je crois cependant que cette cause de périostite de l'apophyse mastoïde est sujette à contestation, notamment dans l'observation que je donne.

SYMPTOMATOLOGIE.

Les abcès mastoïdiens sous-périostiques sont donc constamment précédés d'une otite périostique, qui se développe dans le cours d'une otite purulente, ou, ce qui est moins commun, qui est primitive.

Dans le premier cas la maladie est précédée d'un écoulement purulent par l'oreille de date plus ou moins ancienne; puis, sous une influence quelconque, le malade est pris de douleurs vives dans l'oreille et le côté correspondant de la tête, souvent avec mouvement fébrile, agitation, délire même. L'écoulement se supprime ou diminue;

le conduit auditif offre un gonflement œdémateux considérable, souvent tel que les parois opposées arrivent au contact et oblitèrent le canal qui prend la forme d'une fente verticale (Duplay). Le gonflement n'est pas toujours généralisé; il peut être limité à un point de la paroi, surtout à la paroi postéro supérieure, et même parfois, comme dans les observations III et V, ne pas exister du tout.

Dans les cas où l'otite périostique est primitive, les symptômes sont ceux d'une otite suraiguë avec quelques points particuliers. Les douleurs fort vives continuent en général pendant plusieurs semaines, avant que l'écoulement purulent s'établisse; l'amélioration qui survient alors est peu considérable et de courte durée. L'écoulement purulent est souvent peu marqué; dans certains cas même il n'existe pas du tout, comme dans les observations V, VI, VII. J'insiste sur ce dernier fait; je ne crois pas qu'on l'ait signalé.

En même temps qu'apparaissent les symptômes de l'otite périostique, ou peu de temps après, les malades accusent des élancements douloureux en arrière du pavillon, avec irradiation dans tout le côté correspondant de la tête. Les douleurs sont souvent des plus vives, au point d'empêcher tout sommeil et de donner lieu à une agitation extrême. Un malade dont je rapporte plus loin l'observation (obs. III) me disait que, si cela continuait, il se suiciderait.

Bientôt la région mastoïdienne devient le siége d'un gonflement sur lequel insiste M. Duplay. « C'est, dit-il, un œdème dur, phlegmoneux, mal limité. » Ce gonflement ne tarde pas à envahir plus ou moins les parties voisines, les régions temporale, pariétale, occipitale, cervicale; la région temporale surtout. Dans quelques cas le gonflement apparaît tout d'abord au niveau de la portion écailleuse du temporal, à la partie supérieure du pavillon, c'est-à-dire au niveau de la région temporale. Ce gonflement a pour conséquence de repousser le pavillon en dehors et en avant; on dirait que le pavillon est détaché des parois crâniennes. Cette apparence est tout à fait caractéristique.

Le gonflement est accompagné d'un changement de coloration de la peau, qui devient luisante et prend une teinte rouge vineuse.

Une pression, même légère, sur les parties malades éveille une vive douleur.

La maladie peut se terminer par résolution. M. Duplay dit l'avoir observée une seule fois. Dans sa thèse inaugurale M. Beugnon en cite une observation, prise dans le service de M. Tillaux. J'en cite moi-même une semblable, prise dans le même service.

Le plus ordinairement, si l'on n'intervient pas, la suppuration arrive au bout de quelques jours, parfois seulement au bout de plusieurs semaines. Le gonflement et la rougeur augmentent, les douleurs deviennent plus vives, le malade a quelques frissons; enfin la fluctuation peut être sentie et les symptômes locaux et généraux s'amendent. On me permettra ici de faire une petite remarque, que je dois à M. Gellé : à l'état normal, chez quelques sujets, il existe une fausse fluctuation sur un point limité, immédiatement au-dessus du pavillon de l'oreille. On pourrait par conséquent, chez ces sujets, croire que le pus est collecté, alors qu'il ne l'est pas.

Sauf dans quelques rares cas où la maladie semble rester stationnaire et passer à l'état chronique, la peau devient de plus en plus tendue et luisante, se perfore et donne issue au pus.. En introduisant un stylet dans la plaie, on constate que le périoste est décollé et l'os mis à un dans toute l'étendue de la collection purulente. Si l'on fait une injection, on voit ordinairement le liquide ressortir par l'oreille.

Avec l'ouverture de l'abcès, le malade éprouve un soulagement énorme; la suppuration diminue de jour en jour et la plaie ne tarde pas à se fermer, laissant à la place de l'ouverture une cicatrice adhérente. La guérison est complète en trois ou quatre semaines.

La marche de la maladie n'est pas toujours aussi heureuse. Souvent on voit persister un trajet fistuleux qui guérit au bout de quelques semaines, sans, pour cela, donner lieu à l'élimination des séquestres. Souvent aussi le trajet fistuleux persiste et on constate, comme dans l'observation IX, la présence d'une carie ou d'une nécrose. Ces lésions osseuses peuvent être suivies d'accidents graves, comme de la suppuration des cellules mastoïdiennes. M. Tillaux en cite un exemple; le malade fut emporté par une méningo-encéphalite.

Ces complications osseuses peuvent aussi se propager aux os voisins du crâne et même dans certains cas à ceux de la face.

Comme dernier accident consécutif aux abcès mastoïdiens sous-périostiques, je signalerai la possibilité de voir fuser le pus dans la gaîne du sterno-mastoïdien. Dans un cas semblable (obs. V), M. Gellé dut faire une incision profonde.

Des troubles oculaires observés dans le cours des abcès mastoidiens sous-périostiques. — Les complications dont je viens de parler, fistules, lésions osseuses, fusées purulentes, ne sont pas les seules qui puissent se montrer dans le cours des abcès sous-périostiques. Il peut survenir aussi des troubles du côté de l'appareil de la vision. Ces troubles oculaires ont été présentés par deux malades du service de M. Tillaux. Je donne les observations quelques pages plus loin; elles n'ont pas encore été publiées. M. Duret, dans sa thèse, fait seulement allusion à l'un de ces malades. Voici ces observations dans ce qu'elles offrent de plus saillant.

Au milieu du cours d'un abcès mastoïdien sous-périostique, les deux malades, dont je viens de parler, se plaignent de troubles de la vue. On examine leurs yeux et on constate ceci : du côté de l'oreille malade existe un strabisme interne, donnant lieu à de la diplopie latérale. En outre, chez l'un d'eux, on observe, toujours du même côté, une contraction de la pupille et un certain degré de myopie.

Quelques jours après une incision profonde est pratiquée sur la région mastoïdienne. Les troubles oculaires disparaissent complétement, chez l'un au bout de quelques heures, chez l'autre quelques jours après seulement.

Comment expliquer ces troubles du côté de la vue. La première idée qui vienne à l'esprit est elle d'un abcès de l'encéphale et d'une lésion du moteur oculaire externe consécutive à l'abcès. C'est du reste le diagnostic qui avait été porté au début par M. Tillaux, pour le premier des deux malades qu'il a observés. Mais la disparition brusque de ces troubles oculaires, une fois l'incision faite, doit faire rejeter complétement cette idée.

Dès lors il ne reste guère, il me semble, qu'une seconde manière de les expliquer, c'est de les attribuer à une irritation périphérique des nerfs sensitifs, d'en faire des phénomènes sympathiques ou réflexes. On sait que les phénomènes réflexes sont assez communs dans les affections de l'oreille, qu'on a noté, dans leur cours, de la toux, de la salivation, une sécrétion exagérée de larmes, des nausées, des vomissements, des convulsions épileptiformes, etc., dont la cause est évidemment de nature réflexe. Mais faut-il ici se contenter de dire, comme pour quelques uns de ces phénomènes sympathiques : ce sont des réflexes, sans fixer les voies centripètes de ces réflexes. Je crois que, grâce aux remarquables expériences de M. Duret, on peut aller plus loin et attribuer à une irritation des nerfs de la dure-mère les troubles oculaires dont je viens de parler.

Les nerfs de la dure-mère sont, on le sait, des branches du trijumeau. Comme tels, ils jouissent de propriétés analogues à celles des nerfs sensitifs, c'est-à-dire qu'ils peuvent déterminer des mouvements convulsifs réflexes ; ils ont même une grande puissance réflecto-motrice. Marshall-Hall parait être le premier qui ait constaté le fait. Ses expériences ont été reprises dans ces derniers temps par Dalton, Bochefontaine, Carville et Duret. Dalton, dans des expériences faites à New-York en 1872 sur des animaux, a vu des convulsions se produire dans les membres à la suite de l'irritation dé la dure-mère crânienne. En 1876, M. Bochefontaine a établi que l'excitation mécanique de la dure-mère crânienne peut déterminer, suivant son degré d'intensité, des contractions d'un ou de quelques muscles de la face du côté correspondant ; des contractions des muscles de la face des deux côtés et des muscles des membres du côté correspondant ; finalement des mouvements de quatre membres. Enfin M. Duret, dans des expériences faites en 1877, a constaté que les muscles des yeux, eux aussi, pouvaient être convulsés. Sur des chiens, dont il a irrité la dure-mère crânienne avec de la teinture d'iode, de la glycérine, etc., il a vu se produire des contractures des muscles des yeux, du nystagmus, des contractions et des dilatations de la pupille. Il a constaté encore que les irritations mécaniques et chimiques des nerfs de la dure-mère produisaient des troubles vasculaires intenses dans le globe oculaire et dans l'hémisphère correspondant et souvent dans les deux yeux et dans les deux hémisphères ; cela expliquerait la somnolence et le coma des chiens soumis à l'expérimentation.

Les troubles oculaires constatés chez les chiens par M. Duret ne sont-ils pas les mêmes que ceux constatés chez les deux malades de M. Tillaux. Il me paraît donc assez rationnel d'admettre que le strabisme interne, la contraction de la pupille, la myopie, qu'ont présentés ces deux malades sont des phénomènes réflexes liés à l'irritation des nerfs de la dure-mère ; et, dès lors, d'attribuer le strabisme à une contracture du muscle droit interne, la contraction de la pupille à une contracture des fibres circulaires de l'iris, la myopie à une contracture du muscle ciliaire.

Le délire et la somnolence, qui ont accompagné les troubles oculaires chez l'un de ces malades, pourraient, eux aussi, d'après les expériences de M. Duret, être attribués à des troubles vaso-moteurs réflexes, à de la congestion cérébrale.

Ce ne sont que des hypothèses, c'est vrai. Mais ce sont des hypothèses qui me paraissent des plus probables. Rien d'étonnant du reste à ce que les affections de l'oreille et les abcès mastoïdiens donnent lieu à une irritation des nerfs de la dure-mère. Les relations vasculaires sont intimes entre la muqueuse de la caisse et des cellules et la dure-mère, surtout chez les enfants. Dans plusieurs autopsies on a signalé une vascularisation anormale des méninges au niveau de la paroi supérieure de la caisse. La portion écailleuse du temporal est très-mince, si mince que souvent elle est transparente. Les relations vasculaires sont encore ici très-marquées entre la circulation extra-crânienne et la circulation intra-crânienne. Je suis même étonné, en réfléchissant à ces dispositions anatomiques, de voir si rares ces troubles oculaires. Il est vrai qu'ils ont pu passer inaperçus au milieu des symptômes graves que présentent les malades atteints d'otite aigüe et d'abcès mastoïdiens.

Cette irritation des nerfs de la dure-mère, à laquelle M. Duret fait jouer un grand rôle dans les traumatismes cérébraux, pourrait peut-être donner un explication satisfaisante de certains phénomenes réflexes observés dans le cours des affections de l'oreille. Je me demande si ces phénomènes méningitiques, qu'on observe assez souvent au début des otites aiguës, ne pourraient pas être attribués, en partie du moins, à une irritation congestive de la dure-mère. Mais ce sont là des questions que je laisse à résoudre à des plumes plus autorisées que la mienne.

Observation II (Personnelle).

Otite périostique du conduit auditif externe. Périostite de l'apophyse mastoïde, terminée par résolution.

Foëls (Joseph), 25 ans, gardien de la paix, entre le 9 mars 1878 à Beaujon, dans le service de M. Tillaux, salle Saint-Edmond, n° 38.

Bonne constitution, n'a jamais fait de maladie grave. A la suite d'un refroidissement, cet homme a été pris, il y a une huitaine de jours, de douleurs assez vives dans l'oreille gauche, avec bourdonnements et diminution de l'ouïe. Au bout de deux jours, un écoulement séro-purulent peu abondant s'est établi ; mais les douleurs ont continué et ont gagné la région mastoïdienne.

Etat actuel. — Tuméfaction rouge, très-douloureuse, surtout à la pression, au niveau de la région mastoïdienne gauche ; elle ne s'étend pas aux parties voisines. Le sillon auriculo-mastoïdien est effacé et le pavillon porté légèrement en avant et en dehors.

Le conduit auditif est tuméfié ; cependant on aperçoit en partie la membrane du tympan ; elle a perdu son état normal et paraît injectée.

La montre est entendue à 2 centimètres.

Etat général bon.

Diagnostic. — Otite externe périostique avec propagation à la région mastoïdienne.

Traitement. — 8 sangsues à l'apophyse mastoïde. Bains locaux prolongés de décoction de têtes de pavots. Une pilule d'opium le soir.

10 mars. Le gonflement et les douleurs ont diminué.

Vésicatoire derrière l'oreille.

Le 15. Le mieux s'accentue.

1er avril. L'écoulement, les douleurs et le gonflement ont disparu. Le malade sort de l'hôpital.

Mais quelques jours après il prend mal de nouveau, et rentre à Beaujon dans les premiers jours de mai.

L'écoulement purulent est revenu ; les souffrances sont moins vives que la première fois. On ne constate rien d'anormal au niveau de la région mastoïdienne.

Quelques sangsues sont appliquées derrière l'oreille. Bains locaux émollients.

L'écoulement et les douleurs disparaissent au bout de quelques jours ; le malade sort vers la fin de mai complétement guéri.

Cette observation présente deux points à noter : l'existence d'une otite externe périostique non consécutive à une otite de la caisse, ce qui est assez rare ; la résolution de la périostite de l'apophyse mastoïde, ce qui est encore peu commun.

Observation III (Personnelle).

Otite périostique de la caisse et du conduit aditif. Périostite de l'apophyse mastoïde consécutive. Troubles oculaires.

Kœnig, (Frédéric), 38 ans, briqueteur, entre le 28 février 1878 à l'hôpital Beaujon, dans le service de M. Tillaux, salle Saint Edmond, n° 41.

Grand et fort, excellente constitution. Il y a quinze jours, à la suite d'un coryza, il a été pris subitement de douleurs vives dans les deux oreilles, avec bourdonnements et diminution considérable de l'ouie. Les douleurs persistent avec leur intensité première, le malade entre à Beaujon.

Etat actuel. — On examine ses oreilles : les deux conduits auditifs sont remplis de masses cérumineuses, qui ne peuvent être enlevées qu'au bout de plusieurs jours, après de nombreux bains locaux et de grandes injections d'eau tiède.

5 mars. L'examen à ce moment ne fait constater aucun gonflement des parois des conduits auditifs ; à droite la membrane du tympan a perdu son poli ; sa coloration est grisâtre ; à gauche elle est légèrement injectée.

Les douleurs sont très-vives à droite, peu intenses à gauche.

On diagnostique une otite moyennne périostique de chaque côté, avec accumulation de pus dans la caisse à droite.

On fait immédiatement la paracentèse du tympan à droite. Quelques gouttelettes de pus sortent par les lèvres de l'incision.

Le soulagement qui suit cette opération est peu considérable et de courte durée. Dès le lendemain les douleurs augmentent du côté droit et acquièrent une violence excessive; elles s'etendent bientôt à la région mastoïdienne et à tout le côté droit de la tête. L'écoulement purulent est à peine appréciable. Du côté gauche les douleurs sont à peu près nulles et il n'existe aucun écoulement.

Insomnie, bourdonnements, vertige, mouvement fébrile.

Sangsues, puis vésicatoire au niveau de l'apophyse mastoïde. Pilules de sulfate de quinine et d'opium ; potion au bromure et à l'iodure de potassium.

1er avril. Le malade va mieux; ses souffrances sont bien moins vives; son état général est meilleur.

Il sort le 20 avril.

Mais les jours suivants les douleurs reparaissent intolérables dans tout le côté droit de la tête; le malade rentre à Beaujon le 26 avril. On remarque alors une tumefaction rouge, très-douloureuse à la pression, au niveau de la région mastoïdienne où elle est exactement limitée. Le sillon auriculo-mastoïdien n'est pas effacé, et le pavillon de l'oreille n'est pas écarté du crâne.

12 sangsues appliquées sur l'apophyse mastoïde le soulagent à peine.

Les jours suivants le malade accuse, au milieu de ses souffrances, des troubles de la vue; il voit danser, dit-il, tous les objets qu'il regarde. On examine attentivement ses yeux et on constate ceci : il existe à droite un strabisme interne peu considérable, donnant lieu à de la diplopie latérale. La pupille droite est plus petite que la gauche; elle se dilate à peine sous l'influence de la lumière. L'œil droit offre une myopie assez accusée.

M. Tillaux attribue ces troubles oculaires à une irritation des nerfs de la dure-mère.

Les douleurs deviennent des plus vives; la tuméfaction et la rougeur augmentent; on ne sent de la fluctuation nulle part.

M. Tillaux se decide à intervenir énergiquement. Le 15 mai une incision en T est pratiquée sur la région mastoïdienne; la surface rextene de l'apophyse mastoïde est mise à nu : elle paraît saine. Cependant M. Tillaux croit devoir, par précaution, enlever les couches les plus superficielles de l'apophyse avec la gouge et le maillet ; mais il n'existe pas de suppuration intra-mastoïdienne.

A peine revenu à lui, le malade accuse un mieux sensible ; dès le soir même il ne souffre presque plus, et il s'endort profondément, ce qu'il n'avait pu faire depuis longtemps. Le lendemain matin, les troubles oculaires ont complétement disparu : le strabisme, la diplopie, la contraction de la pupille, la myopie n'existent plus.

A partir de ce moment, le malade reprend sa bonne humeur d'autrefois; sa plaie se cicatrise peu à peu; l'écoulement purulent du conduit auditif n'existe plus depuis plusieurs semaines.

Le 11 juin les douleurs reviennent assez vives dans la moitié droite de la tete; elles persistent quelques jours, pour cesser complétement vers le 17 juin. A ce moment la plaie est à peu près complètement cicatrisée.

Le malade sort de Beaujon le 4 juillet complétement guéri.

Cette observation offre plus d'un point intéressant.

Elle est d'abord un exemple de cette variété d'otite périostique, à laquelle on a donné le nom d'otite périostique d'emblée. Le pus s'est formé très lentement au milieu de souffrances très-vives ; l'écoulement purulent a été à peine appréciable. De plus ici il n'y a eu aucun gouflement des parois du conduit auditif.

La périostite de l'apophyse mastoïde a offert de son côté des caractères particuliers : le gonflement, la rougeur sont restés limités exactement à la région mastoïdienne; le sillon auriculo-mastoïdien est resté tel qu'il était auparavant, de telle sorte qu'il était difficile de faire le diagnostic entre une périostite de l'apophyse mastoïde et une inflammation suppurative des cellules.

Les troubles oculaires qu'a présentés le malade sont des plus intéressants ; j'en ai déjà parlé.

Un dernier point à noter, c'est la disparition brusque, comme par enchantement, de tous les phénomènes inquiétants, avec l'incision des parties molles.

Observation IV.

(Recueillie dans le service de M. Tillaux, par M. Baratoux, élève des hôpitaux).

Otite purulente de la caisse. Abcès mastoïdien sous-périostique. Troubles oculaires.

X... 25 ans, cuisinière, entre le 15 avril 1877 à l'hôpital Lariboisière, dans le service de M. Tillaux.

Accouchée il y a deux mois à peine. Un mois auparavant, le 9 janvier 1877, elle avait été prise brusquement, au milieu de la nuit, de vives douleurs dans l'oreille droite ; les douleurs avaient persisté jusqu'au quatrième jour ; à ce moment un écoulement purulent s'était établi ; le soulagement avait été considérable. L'accouchement était arrivé, et, avec lui, des douleurs dans l'oreille malade ; cela avait duré ainsi cinq semaines pour cesser peu à peu.

Vers la fin de mars, nouvelle apparition de l'écoulement, nouvelle apparition de douleurs ; depuis lors, les souffrances sont fort vives et se sont étendues à la région mastoïdienne et à toute la moitié droite de la tête ; la malade ne dort plus, est très-agitée, se plaint de voir trouble. Elle entre à Lariboisière le 15 avril.

Etat actuel. — Gonflement considérable de toute la région mastoïdienne, s'étendant aux parties voisines, c'est-à-dire aux régions temporale et occipitale; et en bas au-dessous de l'apophyse mastoïde le sillon auriculo-mastoïdien est effacé et le pavillon porté en avant et en dehors ; pas de fluctuation.

Les parois du conduit auditif sont tuméfiées et empêchent de voir le tympan.

La malade entend la montre au contact.

L'appareil de la vision examiné fait constater un strabisme interne de l'œil droit, donnant lieu à de la diplopie latérale.

Diagnostic. — Abcès mastoïdien sous-périostique et probablement abcès de l'encéphale avec lésion du nerf moteur oculaire externe du côté droit.

Traitement. — Instillations avec eau de roses de Provins, 100 grammes, laudanum, 20 gouttes ; procédé de Valsalva tous les jours.

Les jours suivants la malade a un peu de délire ; elle ne reconnaît pas les gens qui l'entourent. La plus grande partie de la journée elle est plongée dans la somnolence.

Du côté de la région mastoïdienne on constate bientôt une fluctuation profonde.

Une large incision est alors pratiquée au niveau de la région mastoïdienne : un liquide purulent s'en écoule.

Le soulagement est considérable ; le délire et la somnolence disparaissent et, quelques jours après, on s'aperçoit que la diplopie n'existe plus. Cependant les douleurs persistent encore, surtout au niveau de la partie supérieure du sterno-cléido-mastoïdien ; à cet endroit on aperçoit une tuméfaction qui présente bientôt de la fluctuation. Une nouvelle incision est faite et donne issue à une quantité considérable de pus.

A partir de ce moment la malade va de mieux en mieux et sort à peu près guérie vers la fin de juin. On a rejeté depuis longtemps le diagnostic d'abcès cérébral.

J'ai appris dans ces derniers temps qu'elle était morte deux mois après chez elle; la cause de la mort n'a pu m'être donnée.

L'otite périostique a débuté ici comme elle débute le plus souvent, c'est-à-dire dans le cours d'un catarrhe purulent de la caisse.

La malade a présenté des troubles oculaires et des phénomènes cérébraux, probablement liés, comme dans l'observation précédente, à une irritation périphérique des nerfs de la dure-mère.

Observation V.

(Communiquée par M. Gellé).

Otite périostique. Abcès mastoïdien sous-périostique. Incision.

6 mars 1878. Homme, 30 ans, glacier, malade depuis deux jours : fièvre intense, frissons, insomnie, sueurs le matin ; angine catarrhale; coryza très-abondant.

Douleurs vives cette nuit dans la moitié droite de la tête et l'oreille du même côté.

Examen. — Ouïe bonne : montre entendue appliquée sur les os et à 20 centimètres, air.

Rougeur vive du méat surtout en arrière et en haut; manche du marteau et apophysie externe encore visibles; teinte sombre générale de la membrane tympanique; pas de reflet lumineux.

Le soir, examen toujours facile: pas d'atrésie du méat; manche du marteau invisible; en arrière et en haut, auprès du cadre tympanal, sur le conduit auditif, saillie bulleuse, de la grosseur d'un petit pois, d'une teinte rouge sombre. Je le perce avec une aiguille longue; une grosse gouttelette louche, rosée, coule aussitôt; soulagement immédiat.

Purgatif drastique; opium; sulfate de quinine et bains d'oreille.

La nuit est excellente, la fièvre tombe; le coton retiré est légèrement humide.

7 mars. Le malade entend bien par les os et à 4 centimètres à air.

La petite vésicule est partie; le tympan apparaît facilement, plan, mat, rouge sale.

Douleurs vives dans la région pariétale, comme un coup de flèche; cessent aussitôt,

Avec la même aiguille, ce soir-là, je perfore le tympan en arrière, à où est le maximum de rougeur, tout près du marteau: issue d'un liquide sanguinolent; soulagement immédiat.

Le 8. Douleurs de nouveau dans l'oreille droite et dans tout le côté droit de la tête; pas de sommeil.

A la vue, tympan plan, mat, cicatrice de perforation visible; pas d'otorrhée.

Le malade cependant sort, mange et vaque à ses affaires.

Cet état persiste jusqu'au 20, avec alternatives de douleurs névralgiques; la surdité persiste.

20 avril. A la suite d'un travail fatigant, le malade revient souffrant beaucoup depuis trois jours.

Gonflement énorme de la région mastoïdienne droite, s'étendant aux régions temporale, occipitale et cervicale. Pavillon porté en avant; fluctuation profonde, en arrière de l'oreille; le cou est raide; le malade ne peut pas tourner la tête vers le côté gauche; douleurs excessivement vives.

Cinq sangsues sont appliquées sur la région mastoïdienne: dégorgement, mais la fluctuation persiste.

Le 21. L'abcès sous-périostique s'accuse de plus en plus; le sillon péri-auriculaire a disparu; toute la région est gonflée et tendue; conduit auditif externe a subi déformation de calibre; ses parois sont gonflées et rouges; mais il n'y a pas le moindre écoulement.

Incision verticale de 3 centimètres de longueur, allant jusqu'à l'os; le pus sort de la plaie en appuyant sur le pavillon.

Amélioration immédiate.

29 mai. L'abcès s'est fermé depuis quelques jours; mais un nouveau foyer s'est formé dans la gaîne du sterno-mastoïdien, immédiatement au-dessous de l'apophyse mastoïde. Je l'ouvre; un stylet introduit pénètre à 5 centimètres dans la plaie.

Drain et injections avec eau chargée d'alcool et de teinture d'iode.

Guérison au bout de deux mois environ. Le 20 juin tout était terminé sans séquestres.

L'otite périostique est survenue d'emblée, sans être précédée de catarrhe purulent de la caisse; elle a offert ceci de particulier, c'est l'absence de tout écoulement, et cela, pendant toute sa durée. C'est là un point sur lequel j'ai déjà insisté, parce que je crois qu'il n'a pas été signalé.

Un second point intéressant, c'est la présence de cette saillie bulleuse sur le conduit auditif, tout proche de la membrane tympanique; sa ponction faite par M. Gellé a été suivie d'un soulagement immédiat. Cette saillie bulleuse paraît se développer bien rarement; je crois que Trœltsch est le seul qui cite un cas analogue. « J'ai pu, dit-il, constater un jour un soulagement remarquable et instantané, à la suite d'une paracentèse du tympan, quoi qu'il ne s'écoulât pas de pus. Une ouvrière de fabrique, âgée de 27 ans, dont la physionomie exprimait la souffrance, vint me consulter pour une otite douloureuse avec écoulement passager, dont elle était atteinte depuis dix jours. J'aperçus à la partie postéro-inférieure de la membrane du tympan, tout près de son point de jonction avec le conduit auditif, une ampoule grosse comme un petit pois, translucide, fortement bombée et en tout semblable à celle d'une brûlure, comme on en observe quelquefois sur la membrane du tympan elle-même lorsque le malade s'est injecté de l'eau trop chaude dans l'oreille..... Je perçai immédiatement l'ampoule avec une aiguille à cataracte; il en sortit une goutte de sérosité. A l'instant même la malade était soulagée..... » (Trœltsch, traduct. Khun et Levi, p. 381.)

L'abcès mastoïdien sous-périostique a présenté ici tous les signes cliniques des abcès sous-périostiques.

Un dernier point à noter, c'est le développement d'un abcès dans la gaîne du sterno-mastoïdien.

Observation VI.

(Communiquée par M. Gellé).

Otite périostique. Abcès mastoïdien sous-périostique.

16 décembre 1876. Petite fille, 9 ans. Prise de scarlatine après son petit frère et sa mère ; le petit frère est mort au bout d'un mois d'une suppuration auriculaire double. Cette petite fille a une éruption assez légère ; au cinquième jour elle entre en convalescence.

On s'aperçoit, au bout de dix jours, qu'elle n'entend pas. On examine : oreille gauche, pas d'écoulement ; méat auditif rouge, membrane du tympan très-accessible, plane, rouge sale, surtout en arrière et en haut de chaque côté du marteau qui se détache sous forme d'un trait blanc; pas de reflet lumineux. Audition par les os est conservée à la montre ; la montre est entendue appliquée seulement. Rien par déglutition ni Valsalva.

Oreille droite : pas d'écoulement; mêmes altérations; membrane du tympan opaque, teinte bleuâtre opalescente, pas de triangle lumineux.

Le diagnostic otite est porté, probablement périostique.

Vésicatoire derrière les oreilles.

Cinq ou six jours après, l'oreille gauche se trouve dégagée ; l'enfant entend mieux. L'oreille droite reste prise, il y a de la fièvre le soir. Des douleurs se font sentir autour de l'oreille dans les régions temporale et mastoïdienne. Gonflement, empâtement, rougeur dans ces regions. Le pavillon est porté en dehors et en avant.

Au bout de deux ou trois jours. incision jusqu'à l'os, verticale, en arrière du sillon auriculo-mastoïdien, sur le point le plus saillant de la tuméfaction ; issue de pus et de sang. Soulagement immédiat et guérison rapide en dix jours sans fistule. Surdité complétement disparue àu bout d'un mois.

Là comme dans l'observation précédente, l'otite périostique n'a offert aucun écoulement.

Observation VII.

(Communiquée par M. Gellé).

Otite périostique. Abcès mastoïdien sous-périostique.

1868. Ouvrier peintre. Otite aiguë avec myringite; aucun écoulement d'oreille.

Abcès mastoïdien sous-périostique consécutif.

Une incision large donne issue à un liquide purulent très-abondant. Guérison rapide.

Cette obervation, qui a été résumée en quelques mots, offre ce phénomène peu commun : l'absence complète d'écoulement purulent par l'oreille.

Observation VIII.

(Communiquée par M. Gellé).

Otite purulente de la caisse. Abcès mastoïdien sous-périostique.

5 mai 1877. Femme de 60 ans. Zona il y a six mois, très-douloureux; douleurs rhumatismales à cette époque. Otorrhée coïncidant avec le zona et avec les douleurs.

L'otorrhée s'est peu à peu tarie; depuis quinze jours la surdité a augmenté et l'otorrhée est revenue. Avec l'écoulement est apparue une saillie des régions péri-auriculaires; le sillon auriculo-mastoïdien est effacé et le pavillon porté en dehors et en avant.

Incision verticale, profonde, au niveau de la région mastoïdienne. Guérison lente; un petit trajet fistuleux se forme et dure quelques semaines. L'otorrhée ne s'est arrêtée qu'après la cautérisation des fongosités de la caisse, au moyen d'un pinceau trempé dans une solution de nitrate d'argent.

Observation IX.

(Communiquée par M. Gellé).

Otite purulente de la caisse. Abcès mastoïdien sous-périostique. Fistule. Lésions osseuses du temporal.

29 février 1877. Petit garçon de 4 ans. N'a jamais eu la gourme; nourri au sein jusqu'à 7 mois. Ecoulement d'oreilles depuis 2 ans, à la suite d'une bronchite. Apparition, il y a un an, d'un abcès à la région temporale, ouvert à la partie supérieure par M. le Dr Shatt. Depuis lors, la plaie ne s'était pas fermée ; il est resté un orifice fistuleux. L'abcès s'est reformé il y a deux mois; je fais une seconde incision à la partie inférieure de la tumeur et ordonne des injections; le liquide ressort par l'oreille. L'écoulement persiste malgré tout.

Le malade cesse de venir au bout d'un certain temps. J'ai su que cela avait duré plusieurs mois encore. Evidemment il y avait une lésion osseuse du temporal.

Observation X.

(Communiquée par M. Gellé).

Abcès mastoïdien sous-périostique, ayant débuté par la région temporale.

3 avril 1875. Petite fille de 13 mois, nourrie au sein. Famille de tuberculeux; premier enfant mort de méningite; enfant de 7 à 9 ans mort de phthisie galopante.

Huit jours après la naissance, un écoulement purulent s'est établi par l'oreille droite. Depuis, alternatives de bien et de mal. Tantôt l'écoulement s'arrête, tantôt il se produit.

L'examen du tympan est impossible: à peine si on l'aperçoit.

A l'âge de 13 mois, une tumeur plate, molle, fluctuante, paraît au niveau de la région temporale et en arrière de l'arcade zygomatique. L'oreille externe est à peine déplacée.

Tumeur peu douloureuse.

Incision large et profonde.

La guérison a lieu au bout de quelques jours.

Observation XI.

(Communiquée par M. le Dr Coudereau).

Otite périostique. Accidents méningitiques Abcès mastoïdien sous-périostique. Guérison.

Enfant. D..., âgée de 4 ans. Essai d'élevage au sein par la mère ; le lait s'est tari au bout de six semaines. Le biberon pendant un mois; l'enfant dépérissait; on lui a donné une nourrice sur lieu de 2 mois et demi à 16 mois. A cette époque, prise d'accidents méningitiques : fièvre intense, délire, cris aigus, etc.

Au début, chaque soir, elle était somnolente et avait des sursauts; les journées étaient bonnes. Ces préliminaires allèrent en s'accentuant de plus en plus pendant quinze jours, avec un peu de fièvre le soir. Puis, elle eut des vomissements pendant une soirée avec fièvre, cris, délire, et somnolence.

Cet état grave a duré trois ou quatre jours ; puis la convalescence a été rapide.

En janvier 1877, elle eut un rhume qui l'indisposa et la rendit très-maussade ; la toux persista jusqu'en mars. A ce moment il y eut, pendant quelques jours, de la somnolence avec fièvre le soir, agitation nerveuse, regard brillant. Puis, de nouveau, elle fut prise de fièvre continue avec température elevée (jusqu'au dessus de 41°), cris, délire, soif intense ; la pupille était très-dilatée. Cet état grave dura environ trois jours. Tout à coup l'enfant se mit à chanter, je crus à du délire. En m'approchant, je vis du pus s'écouler de l'oreille droite ; le diagnostic se fit ainsi tout seul. La fièvre persista avec les mêmes symptômes, mais amoindris, pendant huit jours environ, jusqu'au moment où du pus s'écoula de l'oreille gauche. La convalescence commença alors et fut rapide.

Dès les premiers jours de la convalescence, il y eut du gonflement avec rougeur et sensibilité au niveau et au-dessus de l'apophyse mastoïde gauche. La fluctuation se montra au bout de trois jours environ. L'abcès fut ouvert ; tout rentra dans l'ordre aussitôt.

Au mois d'avril elle eut une scarlatine légère, au cours de laquelle elle présenta encore quelques symptômes cérébraux, mais très-légers ; elle ne fut point alitée. Il y eut à la suite un nouvel abcès de l'oreille gauche.

Depuis cette époque il n'y eut plus d'accident sérieux. A plusieurs reprises l'enfant s'est plaint de douleurs d'oreilles. Des injections ont été pratiquées et tout s'est calmé sans suppuration.

Cette observation, que je dois à l'obligeance de M. le Dr Coudereau, est des plus intéressantes.

Elle offre un exemple de ces accidents méningitiques qu'on observe quelquefois, surtout chez les enfants, au début d'une otite aiguë.

L'otite peut passer, comme ici, complétement inaperçue, au milieu des symptômes inquiétants présentés par les malades, et ne se révéler que lorsque s'établit l'écoulement purulent. Certains de ces symptômes méningitiques offrent cependant une physionomie particulière qui pourrait les faire reconnaître; M. Gellé en a donné une excellente description : « Le délire auriculaire offre comme signe caractéristique la coexistence de crises d'agitation avec cris de douleur et de peur, qu'on ne rencontre pas, que je sache, aussi accusée dans les affections qui peuvent chez l'enfant préoccuper le praticien (pneumonie, méningite). » (Gellé, *Tribune médicale*, 7 mars 1875.)

Un second point intéressant dans l'observation que je viens de produire est celui-ci : M. Coudereau pense que la membrane du tympan était intacte des deux côtés, et que, par conséquent, le pus, passant de la caisse dans le conduit auditif au niveau de sa partie supérieure, là où se trouve la brisure de l'anneau tympanique, avait détruit en un point le périoste et fait irruption dans le conduit.

Abcès intra-mastoïdiens.

ÉTIOLOGIE, PATHOGÉNIE, ANATOMIE PATHOLOGIQUE.

Les abcès mastoïdiens sous-cutanés et sous-périostiques peuvent, nous venons de le voir, ne pas être liés à une affection de l'oreille; en est-il de même pour les abcès intra-mastoïdiens. Posée en ces termes, la question doit être résolue par l'affirmative. Un abcès sous-périostique peut, en effet, donner lieu à un abcès intra-mastoïdien ; un corps étranger pénétrant dans les cellules mastoïdiennes peut de même donner lieu à une inflammation suppurative de ces cellules, comme dans une observation de la thèse du Dr Brochin. Une otite moyenne suppurée peut alors en être la conséquence.

Mais un abcès intra-mastoïdien peut-il se développer spontanément, sans être précédé d'une otite? Un certain nombre d'auteurs le prétendent ; Itard va jusqu'à dire que la suppuration des cellules précède très-souvent le catarrhe purulent de la caisse. Cependant aucun fait clinique n'est fourni à l'appui de ce dire. Je me trompe; il en existe deux, l'un du Dr Roosa, l'autre du Dr Pierce. Le premier est rapporté dans un journal de New-York (*Transaction of otology Society*, 1870); je n'ai pu me le procurer. Le second a paru dans un journal anglais. Le voici, résumé en quelques mots : Un homme est pris de douleurs assez légères dans les deux oreilles; cela dure deux mois. Les douleurs s'étendent à ce moment à l'apophyse mastoïde droite, où elles acquièrent une grande intensité. Un abcès intra-mastoïdien se développe et s'ouvre à l'extérieur. On ne constate rien du côté du tympan. Faut-il conclure de ce fait que l'inflammation des cellules a été spontanée? Je ne le crois pas. En raison des douleurs d'oreilles qui ont précédé l'abcès, il me semble plus rationnel d'admettre que le malade a eu une inflammation simple de la caisse, qui s'est propagée aux cellules, où, sous une influence que j'ignore, elle a pris la forme suppurative. Je suis loin de nier la possibilité d'une inflammation spontanée des cellules mastoïdiennes ; mais je ne crois pas qu'il existe un fait clinique qui la démontre.

Les cellules mastoïdiennes ne sont que des dépendances

de l'oreille moyenne; leurs maladies inflammatoires ne sont, sauf quelques rares exceptions, que des dépendances de celles de la caisse; elles ne sont que la propagation des inflammations de la caisse, ce qui arrive pour peu que les otites moyennes aient de l'intensité. De là des lésions pathologiques diverses suivant la nature de l'otite; on peut les ramener, je crois, à trois principales :

1° La congestion et l'engorgement des cellules par une matière muqueuse ou analogue au sérum.

2° L'inflammation chronique subaiguë de la muqueuse avec sclérose ou hyperostose.

3° L'ostéite, carie, nécrose avec collection de pus dans l'apophyse mastoïde.

Ce sont à peu près les divisions qu'a établies Buck (de New-York).

La congestion des cellules accompagne l'inflammation aiguë de la caisse. Souvent, avec la congestion de la muqueuse, on trouve dans les cellules un liquide plus ou moins consistant analogue au mucus, ou bien offrant une analogie parfaite avec le sérum tantôt limpide, tantôt trouble, louche, floconneux, d'une couleur jaunâtre ou jaune rougeâtre. Cet état n'est quelquefois que le premier stade de la suppuration.

L'inflammation chronique subaiguë de la muqueuse avec sclérose et hyperostose reconnaît pour cause les otites chroniques de la caisse. La membrane muqueuse, véritable périoste, étant irritée, s'hypertrophie et d'autre part les cloisons des cellules s'épaississent. Les cellules ne tardent pas à disparaître par suite de cette hyperplasie ou hyperostose de leurs parois. Car on les trouve souvent plus petites, plus compactes, et, dans les cas anciens, elles peuvent disparaître entièrement et être remplacées par un tissu compacte, presque éburné (Duplay).

L'ostéite, la carie, la nécrose avec collection de pus dans les cellules, sont la conséquence de l'inflammation suppurative de ces cellules, dont la cause est une otite externe suppurée ou une otite purulente de la caisse, périostiques ou non.

Le premier cas est tout à fait exceptionnel ; Toynbee en rapporte un exemple remarquable ; la malade mourut d'une inflammation méningée. MM. Tillaux, Duplay citent des cas analogues. La minceur de la paroi qui sépare les cellules du conduit auditif externe, les nombreux vaisseaux qui traversent cette paroi expliquent facilement la propagation de l'inflammation.

Dans l'immense majorité des cas, l'inflammation des cellules est due à une otite moyenne suppurée. Ou bien l'inflammation se propage aux cellules et devient suppurative, comme elle l'est dans la caisse ; ou bien le pus reflue de la caisse dans les cellules et y provoque une vive inflammation. Les causes de ce reflux du pus sont assez intéressantes à étudier.

Le pus enfermé dans la caisse ne peut s'échapper au dehors que par deux voies : par la trompe d'Eustache ou par le conduit auditif externe. Il est bien rare que le pus s'échappe par la trompe ; du moins c'est l'avis de presque tous les otologistes. M. Gellé m'a dit cependant en avoir observé plusieurs cas. Je serais tenté de croire que ce mode d'évacuation est moins rare qu'on ne le suppose. surtout chez les enfants, dont la trompe est très-large. Ce qui a pu induire en erreur, c'est que les sensations désagréables que l'on éprouve au fond de la gorge, au contact du pus, peuvent ne pas attirer l'attention. Dans tous les cas, ce qu'il y a de certain, c'est que le plus ordinairement lamembrane du tympan se perfore et est suivie de l'écoulement du pus. Mais, supposons que la trompe d'Eustache enflammée ne soit plus perméable; supposons que la membrane du tympan résiste, ce qui arrive surtout quand elle est renforcée par des fausses membranes dues à des inflammations antérieures; supposons, la membrane du tympan étant perforée, que les bords de la perforation ne permettent plus le libre passage du pus, qu'un polype vienne boucher la perforation, qu'un gonflement des parois du conduit auditif rende difficile l'écoulement du liquide purulent au dehors, qu'arrivera-t-il? Inévitablement le pus s'accumulera dans la caisse et ne pourra que pénétrer dans les cellules, où il donnera lieu à l'inflammation de leur revêtement périostique.

L'inflammation suppurative existe donc dans les cellules mastoïdiennes : le pus ne peut s'en échapper facilement, en raison de l'éloignement du conduit auditif, de la forme concave du plancher de la portion horizontale et en raison de la position déclive de leur portion verticale. Les travées osseuses ne tardent pas à s'altérer, à subir l'ostéite, la carie, la nécrose.

Quand la mort permet de faire l'autopsie, on trouve du pus remplissant les cellules; la membrane qui les revêt est violacée, tomenteuse; le tissu osseux est rougeâtre, noirâtre et se laisse facilement pénétrer par le scalpel.

Dans d'autres cas, l'apophyse, au lieu d'offrir la structure celluleuse qui lui est normale, ne constitue plus qu'une cavité. Toutes les sinuosités et cavités de l'oreille interne et de l'oreille moyenne peuvent se trouver détruites, confondues en une seule, dans laquelle on voit souvent un séquestre irrégulier, de volume variable, ou quelques débris osseux. Chez une petite malade venue à la consultation de M. Tillaux (obs. XVII), un stylet, introduit par l'ouverture spontanée qui s'était faite à la région mastoïdienne, pénétrait de 0 m. 03 c. dans une vaste cavité, où l'on sentait un séquestre central.

Les tables externe et interne de l'apophyse mastoïde sont tantôt plus épaisses, tantôt plus minces et assez fragiles pour s'écraser sous la pression du doigt ; quelquefois même, elles présentent une ou deux ouvertures ; la dure-mère peut former ainsi paroi du foyer.

L'ostéite n'est pas toujours raréfiante : « Si le plus souvent elle affecte cette forme, qui a pour résultat la destruction organique de l'os, elle peut donner lieu à un travail particulier de condensation qui devient le point de départ d'une hyperostose temporo-mastoïdienne... dont l'effet est de retarder et même d'empêcher l'ouverture spontanée du foyer purulent à l'extérieur. » (Forget, *Union médicale*, 1860). A la place des cellules mastoïdiennes, on rencontre une masse osseuse très-dure, creusée çà et là de petites cavités contenant un tissu connectif très-vasculaire. Le groupe horizontal transformé en une cavité irrégulière est rempli bien souvent de matière caséeuse, sur laquelle on a beaucoup discuté. Cette matière est-elle de nature tuberculeuse? Rilliet et Barthez, Menière, Morel-Lavallée, Wilde l'ont soutenu. Toynbee, Trœltsch pensent que cette matière n'est autre chose que du pus concret. Un élève de M. Tillaux, M. de la Bellière, s'est efforcé de démontrer que l'otite des phthisiques n'est pas une otite tuberculeuse, mais un simple catarrhe de la caisse (thèse 1874). Les cholestéatomes, ou tumeurs perlées de Virchow, qu'on rencontre quelquefois dans l'intérieur de l'apophyse mastoïde, ne sont-ils que la transformation ultime de cette matière caséeuse? Trœltsch pense qu'il en est ainsi, du moins dans un certain nombre de cas. C'est une question qui, comme la première, est encore à l'étude.

Avec ces lésions du squelette, qui s'étendent quelquefois aux os voisins et notamment à l'occipital et aux premières vertèbres, comme dans les deux cas cités par Lallemand, on peut trouver et on trouve souvent des lésions des parties molles et des organes qui entourent l'apophyse mastoïde.

Les parties molles peuvent être décollées par le pus; la partie supérieure du sterno-mastoïdien peut être ramollie, offrir une coloration verdâtre; la peau peut être détruite.

Du côté de la cavité crânienne les lésions sont nombreuses et intéressantes.

Le sinus latéral, le sinus pétreux supérieur, d'autres sinus quelquefois peuvent avoir leurs parois épaissies, indurées. Tantôt il y a seulement coagulation du sang dans leur intérieur, c'est-à-dire simple thrombose; le plus souvent on trouve du pus contenu et emprisonné dans le sinus lui-même, ou libre et ayant envahi la veine jugulaire interne. Des adhérences peuvent alors même le limiter, ou bien la veine peut rester libre. Les sinus peuvent être perforés, communiquer avec le foyer purulent de l'intérieur des cellules.

La dure-mère peut être ramollie, épaissie ou amincie; elle peut être adhérente ou décollée dans une étendue quelquefois considérable; offrir une ou plusieurs perforations. Du pus peut occuper la surface de la pie-mère, être infiltré dans les mailles du tissu cellulaire sous-arachnoïdien.

Le cervelet et le cerveau peuvent présenter un ou plusieurs abcès, enkystés ou non, qu'on pourrait, avec M. Tillaux, appeler sous-mastoïdiens. Le pus se trouve le plus souvent dans les couches de l'encéphale contiguës à la lésion du temporal; mais, dans une certain nombre de cas, il est situé à une certaine distance et séparé par une certaine épaisseur de substance cérébrale saine. Il est assez difficile d'expliquer l'étiologie de ces sortes d'abcès. Il est possible que certains d'entre eux soient métastatiques. Ces abcès ne sont pas les seules lésions que l'on puisse observer. On trouve souvent des ramollissements du cerveau et du cervelet, assez limités en général, autour des lésions des os, des méninges et des sinus. Dans quelques cas, des hémorrhagies capillaires, de l'œdème avec ou sans hydropisie ventriculaire accompagnent la thrombose des sinus.

Pour être complet j'ajouterai qu'on rencontre assez souvent, avec les lésions des sinus, des abcès métastatiques dans différents organes.

SYMPTOMATOLOGIE.

L'inflammation suppurative des cellules mastoïdiennes reconnaît donc presque toujours pour cause une otite purulente de la caisse. Cette otite peut être aiguë ou chronique; de là quelques différences dans le mode de début de l'abcès intra-mastoïdien. D'après ce que j'ai lu, d'après les quelques observations que je rapporte, voici comment les choses se passent ordinairement.

A la suite d'un traumatisme, d'un refroidissement, le plus souvent à la suite d'une phlegmasie développée d'abord sur la muqueuse naso-pharyngienne et se propageant, à travers la trompe, à la caisse (fièvres éruptives; fièvre typhoïde; herpétisme, scrofule, tuberculose, syphilis), le malade est pris de douleurs vives dans une oreille avec bourdonnements des plus pénibles et une surdité telle quelquefois qu'il n'entend pas la montre appliquée sur l'oreille. Des phénomènes généraux graves accompagnent cet état local; le malade a des vertiges, il vomit, il s'agite, il délire même; la fièvre est vive. Puis, au bout d'un temps variable, généralement de trois à huit jours, il s'écoule tout à coup un flot de pus par l'oreille. Tout se calme; mais ce soulagement est de peu de durée. Le malade accuse de nouveau des douleurs vives, qu'il rapporte surtout à la région mastoïdienne. Bientôt le gonflement, la rougeur apparaissent en cet endroit et dénotent la présence d'une inflammation suppurative des cellules.

D'autres fois, c'est au milieu d'une otite chronique suppurée de la caisse que s'établit l'abcès intra-mastoïdien. L'otite aiguë ne s'est pas terminée par guérison; un écoulement purulent a persisté, sous l'influence d'un mauvais état général, d'un état diathésique comme la scrofule. Un jour le malade prend un refroidissement, ou bien un polype, par exemple, se développe et, à un moment donné, vient boucher la perforation tympanique. L'écoulement habituel s'arrête, soit par effet mécanique, soit que l'inflammation, prenant un caractère aigu, ait tari provisoirement la suppuration. Aussitôt le malade est pris de douleurs vives dans l'oreille et la moitié correspondante de la tête; le gonflement et la rougeur ne tardent pas à paraître au niveau de la région mastoïdienne et à attirer l'attention de ce côté.

Dans quelques cas enfin, assez rares du reste, les douleurs, le gonflement, la rougeur ne surviennent que peu à peu, au milieu d'un catarrhe purulent chronique de la caisse. La marche peut alors être très-lente et durer des mois entiers.

Quel que soit le mode de début, voici les caractères que présentent les abcès intra-mastoïdiens.

Les douleurs éprouvées par le malade au niveau de la région mastoïdienne sont le plus souvent sourdes et profondes, s'irradiant surtout en arrière vers l'occiput. Mais, dans quelques cas d'inflammation suppurative aiguë, elles acquièrent une intensité extrême. La pression sur la région malade augmente les douleurs.

Quelques jours, parfois plusieurs semaines seulement après l'apparition des douleurs, la région mastoïdienne devient le siége d'un gonflement. Le gonflement est œdémateux; il n'a pas la dureté de l'empâtement.

La peau rougit et prend une teinte érysipélateuse.

Ce gonflement, cette rougeur présentent ce caractère important, de débuter au niveau de l'apophyse mastoïde, d'être limités à la région mastoïdienne. Le sillon auriculo-mastoïdien est conservé et même souvent plus accusé qu'à l'état normal.

Mais, comme le fait remarquer M. Duplay, à une certaine période de l'inflammation des cellules mastoïdiennes, il existe en réalité, conjointement à cette dernière, une ostéo-périostite de la lame osseuse qui ferme en dehors les cavités mastoïdiennes. Les parties molles se prennent à leur tour; le gonflement, la rougeur augmentent, s'étendent aux parties voisines; le sillon auriculo-mastoïdien s'efface, le pavillon se porte en avant et en dehors.

Au bout d'un temps variable la suppuration arrive. Chez un malade dont je rapporte l'observation (obs. XV), la suppuration était des plus nettes au bout de quinze jours. Chez d'autres, elle peut n'apparaître que plusieurs semaines et même parfois plusieurs mois après l'apparition des premiers symptômes. D'abord obscure et profonde, la suppuration indique que la lame osseuse est ramollie ou même détruite et que le pus s'est fait jour sous les parties molles. Elle peut présenter une particularité intéressante qu'a signalée le premier J. L. Petit; c'est sa disparition brusque et sa réapparition, si, fermant le nez et la bouche du malade, on lui fait faire une forte expiration. On comprend aisément qu'une pression extérieure refoule le pus dans la caisse, d'où le fait ressortir l'air pénétrant avec force dans l'oreille moyenne à travers la trompe d'Eustache. La suppuration n'est pas le signe certain de la perforation de la lame externe de l'apophyse mastoïde. Il peut arriver, et il arrive assez souvent, que celle ci, n'étant pas encore perforée, il existe une collection purulente sous-périostique ou sous-cutanée.

Le pus, abandonné à lui-même, peut fuser au loin ; il peut suivre notamment la gaîne du sterno-mastoïdien et arriver dans la région cervicale. Ordinairement la peau s'amincit, se perfore en un ou plusieurs endroits et le pus s'écoule. Il n'est pas rare de voir l'ouverture se faire au niveau de la paroi postéro-supérieure du conduit auditif, coïncidant ou non avec une semblable à la région mastoïdienne.

Le pus qui s'écoule de ces abcès présente souvent les caractères du pus de la carie. Il est très-fétide, quelquefois sanguinolent ; il colore en noir les instillations de sels de plomb ; il peut présenter au doigt des parcelles osseuses et au microscope des ostéoplastes. Ce dernier caractère m'a été indiqué par mon ami M. Baratoux.

L'abcès une fois évacué, les accidents peuvent se calmer. La maladie passe à l'état chronique ; le pus continue à couler par l'orifice fistuleux. Au bout de quelques semaines, de quelques mois, l'orifice se ferme et laisse une cicatrice froncée, adhérente à l'os. Quelquefois la guérison est très-longue ; on a vu des fistules persister indéfiniment. Magnus, cité par M. Duplay, en a rapporté un exemple remarquable.

Je n'ai jusqu'ici envisagé que les cas où le pus, tendant à se porter au dehors, les accidents s'atténuaient après son évacuation. Mais les choses sont loin de se passer toujours aussi simplement. Il entre dans l'évolution normale des maladies de l'apophyse mastoïde de faire éclater des complications nombreuses et souvent mortelles. C'est là un point capital dans l'histoire des inflammations mastoïdiennes et dont il importe de bien se pénétrer. L'otite moyenne suppurée peut durer et dure souvent des années sans se compliquer de lésions osseuses, sans donner lieu à des accidents cérébraux. Du moment où l'inflammation suppurative a envahi les cellules mastoïdiennes, les lésions osseuses, l'ostéite, la carie, la nécrose surviennent à peu près fatalement et, avec elles, la possibilité de voir ces lésions s'étendre et envahir les organes environnants. Or ces organes ne sont autres que le sinus latéral, le sinus pétreux supérieur, les méninges, le cervelet, le cerveau. On voit à quels accidents formidables exposent les abcès intra-mastoïdiens. Il n'est pas même nécessaire que les parois osseuses qui séparent les cellules de la cavité crânienne soient détruites par la carie pour que ces accidents se développent. Les nombreuses communications vasculaires qui existent entre les cellules mastoïdiennes et les organes de la cavité crânienne expliquent facilement ce fait.

Etudiés au commencement du siècle par Itard et Lallemand, les accidents dus aux lésions de l'apophyse mastoïde ont été l'objet d'une attention particulière de la part de presque tous les auteurs d'otologie. Il y a quelques années, M. Brouardel réunissait en un faisceau, dans un excellent mémoire, les observations alors éparses dans la science. Un certain nombre ont été publiées depuis.

Les plus fréquents de ces accidents, les seuls jusqu'à un certain point que l'on doive craindre sont :

1° La thrombose des sinus.

2° La méningite, la méningo-encéphalite.

3° Les abcès du cervelet et du cerveau.

La thrombose des sinus, c'est-à-dire à peu pres toujours

la thrombose du sinus latéral, est l'accident le plus commun. Elle débute d'une façon souvent assez insidieuse. Le premier phénomène est une céphalagie intense, qui, bornée d'abord à l'oreille affectée, s'étend à la nuque et le long du cou. Cette céphalalgie se calme momentanément pour reparaître ensuite. Bientôt, vers le quatrième ou le cinquième jour, l'appétit diminue; quelques nausées, quelques vomissements surviennent; le made a quelques frissons erratiques. Ces symptômes peuvent ne pas attirer l'attention jusqu'au moment où éclate un violent frisson. Ce sont alors les symptômes de l'infection purulente qui remplacent les accidents cérébraux. Les frissons se renouvellent, quelquefois avec une certaine régularité; la peau prend une teinte terreuse, subictérique; elle se couvre de sueurs profuses; la langue se sèche, la diarrhée survient; le malade accuse souvent quelques phénomènes thoraciques; point de côté, toux, dyspnée; la mort survient dans le troisième septenaire ordinairement. C'est là la forme la plus fréquente de la thrombose des sinus; c'est la forme pyohémique qu'on prend quelquefois pour une fièvre typhoïde ou une fièvre intermittente; le malade meurt par infection purulente.

Dans un certain nombre de cas le début est beaucoup plus brusque, mais moins cependant que dans la méningite. Le malade éprouve pendant quelque temps un malaise général, de la pesanteur de tête, des vertiges ; bientôt la céphalagie se montre violente et étendue à toute la tête; il survient de la fièvre, du délire, des convulsions, des contractures. Le malade meurt dans un état comateux: c'est la forme méningée de la thrombose des sinus. Avec cette thrombose existe une phlegmasie des méninges qui explique ce mélange de symptômes.

Enfin, dans quelques cas exceptionnels, les malades meurent en présentant des phénomènes cérébraux assez bizarres. Sentex, à qui l'on doit une étude remarquable de la thrombose des sinus, en a fait une classe à part, à laquelle il donne le nom de forme hémorrhagique.

La méningite, la méningo-encéphalite affectent moins souvent les méninges du cerveau et le cerveau que les méninges cérébelleuses et le cervelet. Leur symptomatologie ne diffère en rien de celle de la méningo-encéphalite vulgaire. Des symptômes d'excitation ouvrent la scène : fièvre vive, céphalagie, vomissements, convulsions, contractures, délire. Puis surviennent des phénomènes de dépression : les convulsions et les contractures se transforment en résolution et paralysies. Le malade tombe dans la somnolence et le coma. La mort arrive ordinairement du troisième au huitième jour à partir du début des accidents.

Les abcès, comme la méningite, occupent plus souvent le cervelet que le cerveau. Des céphalagies violentes, incessantes, limitées en un point toujours le même, accompagnées parfois de quelques désordres de la motilité ou de l'intelligence, sont souvent le seul symptôme de la maladie. Ordinairement elle est latente et le malade meurt subitement, au bout d'un temps variable et d'une façon inattendue, avec des symptômes convulsifs et apoplectiformes. A la question des abcès cérébraux se rattache celle de l'otorrhée cérébrale, qui a donné lieu à tant de discussions. Après Avicenne, Riolan et Bonet, Itard, frappé de la coïncidence des accidents cérébraux avec les écoulements purulents de l'oreille, crut que la lésion du cerveau était dans certains cas primitive et que l'otorrhée constituait le mode d'évacuation de l'abcès déjà formé à l'intérieur du crâne ; c'est ce qu'il a appelé l'otorrhée cérébrale primitive. Itard interprétait mal les phénomènes et leur ordre de succession. Après une discussion remarquable, qu'on trouve dans sa quatrième lettre, Lallemand rejette formellement les conclusions d'Itard, qui aujourd'hui ne sont admises à peu près par personne.

La thrombose du sinus latéral, la méningite, les abcès du cervelet et du cerveau ne sont pas les seules complications des abcès mastoïdiens. Il en existe quelques autres, sur lesquelles je vais passer rapidement, en raison de leur moindre importance. Ce sont la perforation des sinus, la paralysie du facial, les altérations du pneumogastrique.

La perforation du sinus latéral et du sinus pétreux supérieur est des moins communes ; M. Brouardel en cite à peine quelques cas. Une hémorrhagie peut en être la conséquence; elle est toujours mortelle. Un fait curieux, c'est que, malgré l'importance du vaisseau lésé, jamàis l'hémorrhagie n'a emporte le malade du premier coup. Elle s'est arrêtée pour reparaître une ou plusieurs fois avant de déterminer la mort. La compression de la carotide primitive est ici sans action sur l'hémorrhagie. Il en est autrement dans les cas d'ulcération de la carotide interne, due à une lésion du rocher.

La paralysie faciale est assez rare, comme conséquence d'un abcès intra-mastoïdien.

Les lésions du pneumogastrique paraissent être une véritable rareté. Toynbée seul en cite deux exemples. Les malades ont présenté des attaques de dyspnée semblables à celles que provoque le spasme de la glotte.

Il est intéressant de comparer maintenant les accidents, que je viens d'étudier, à ceux qui peuvent survenir dans la carie et la nécrose du rocher. Nous venons de voir les abcès intra-mastoïdiens donner lieu à la thrombose et à des perforations des sinus, à des méningites, à des abcès de l'encéphale, à des paralysies faciales. Avec les lésions du rocher, on observe absolument les mêmes accidents ; mais avec quelques particularités. La thrombose des sinus est ici moins fréquente que la méningite et les abcès de l'encéphale ; la méningite cérébelleuse et les abcès du cervelet sont plus rares que la méningite et les abcès du cerveau ; les perforations des vaisseaux n'affectent plus seulement les sinus, mais aussi et surtout la carotide interne ; enfin les paralysies faciales sont des plus fréquentes. Un coup d'œil jeté sur l'anatomie de l'organe de l'ouïe permet de saisir facilement la raison de ces différences.

Je m'empresse d'ajouter que, assez souvent, les lésions du rocher et de l'apophyse mastoïde existent ensemble et que les accidents que l'on observe à leur suite peuvent aussi bien être attribués aux unes qu'aux autres.

Des abcès intra-mastoïdiens chez les jeunes enfants.

Dans la première partie de ce travail j'ai insisté sur les particularités de structure et de rapports qu'offre l'apophyse mastoïde chez les jeunes enfants. Partant de là, il y a à se demander si les abcès intra-mastoïdiens présentent à cet âge une physionomie particulière. La lecture attentive des quelques observations publiées jusqu'ici montre qu'il en est ainsi. Du moins, c'est ce qu'il m'a semblé.

La première chose qui frappe, c'est la rareté de ces abcès chez les jeunes enfants comparée à la fréquence des suppurations de l'oreille à cet âge. L'enfance est si prédisposée aux inflammations catarrhales de l'oreille, qu'il n'existe guère de maladie aiguë dans laquelle on n'ait observé plus ou moins ce catarrhe, quand on l'a cherché. Or, les observations d'abcès intra-mastoïdiens chez les jeunes enfants, au-dessous de 4, de 5 ans, sont assez rares. Toynbee en cite quatre (enfants de 13, de 16, de 11 mois, de 3 ans et demi) ; on en trouve une dans la thèse du docteur

Gierzynski (enfant de 2 ans), et quelques autres disséminées çà et là dans les journaux de médecine et quelques thèses. J'en rapporte moi-même une observation (obs. XVII), prise à la consultation de M. Tillaux (enfant de 2 ans). Au dessus de 4 et 5 ans les abcès intra-mastoïdiens deviennent plus communs, pour atteindre leur maximum de fréquence de 10 à 25 ans. C'est ce qui ressort d'un tableau statistique dressé par Buck ; ce tableau porte sur 67 faits d'inflammation de l'apophyse mastoïde. Sur ces faits, 13 avaient pour sujets des enfants de 10 ans et au dessous ; 26 fois le sujet était d'âge intermédiaire entre 10 et 25 ans ; 9 fois entre 25 et 40 ans ; 12 fois entre 40 et 55 ; 7 fois entre 55 et 60.

La pathogénie des abcès intra-mastoïdiens ne peut être la même chez les jeunes enfants. Dans le premier mois de la vie les cellules n'existent pas, et, lorsque elles ont pris naissance, elles ne communiquent pas avec la caisse avant l'âge de 5 ans au moins. L'inflammation suppurative de la caisse ne peut par conséquent envahir ces cellules ; le pus ne peut pas refluer dans la cavité mastoïdienne. Il faut admettre, selon moi, que l'ostéite, la carie, la nécrose de l'apophyse mastoïde chez les jeunes enfants surviennent par propagation, qu'elles sont dues à des lésions osseuses semblables des parois de la caisse. On comprend dès lors que les abcès intra-mastoïdiens soient plus rares à cet âge de la vie, leur développement supposant l'existence antérieure de lésions osseuses du rocher.

Le début paraît se faire lentement : les petits malades sont inquiets, crient, pleurent, portent fréquemment la main à leur tête ; s'ils peuvent parler, ils se plaignent de leur oreille. Puis, au bout d'un temps variable, on constate de la tuméfaction, de la rougeur en arrière et au-dessus du conduit auditif ; un abcès se forme, s'ouvre et laisse un orifice fistuleux.

Les complications me semblent plus fréquentes ; dans les quelques observations que je connais, la terminaison a presque toujours été mortelle. Ceci s'explique assez bien : les enfants chez qui se développent les otorrhées, et par suite les abcès intra-mastoïdiens, sont bien souvent sous l'influence d'un état diathésique comme la scrofule, sous l'influence d'un mauvais état général. Or, on sait que, chez les enfants faibles, la carie se fait avec une rapidité remarquable. Rien d'étonnant à ce qu'elle continue sa marche après l'ouverture spontanée qui se fait à la région mastoïdienne et à ce qu'elle donne lieu à des lésions encéphaliques.

Ces complications offrent elles-mêmes quelques particularités, qu'a bien fait ressortir Toynbee. Ce ne sont plus des méningites et des abcès du cervelet, des thromboses du sinus latéral que l'on observe, mais, presque toujours, des méningites, des abcès du cerveau. Les rapports de la région mastoïdienne expliquent facilement ce fait ; j'y ai déjà insisté au commencement de ma thèse.

Une dernière remarque en terminant. Au-dessus de 4, 5 ans, jusqu'à 15 ou 20 ans, les abcès intra-mastoïdiens me paraissent moins graves qu'à toute autre époque de la vie. On a souvent remarqué la facilité avec laquelle se font les perforations spontanées de la lame externe de l'apophyse mastoïde dans l'adolescence et les heureux effets de ces perforations.

Observation XII.

(Recueillie dans le service de M. Tillaux par M. Reynier, interne du service).

Otite purulente de la caisse. Nécrose syphilitique de l'apophyse mastoïde. Trépanation. Guérison.

Percot, 34 ans, entre à Beaujon le 12 janvier 1878, dans le service de M. Tillaux, salle Saint-Edmond, n° 38.

A eu un chancre à l'âge de 18 ans; ce chancre a guéri au bout de quelques semaines et n'a été suivi ni de céphalalgie, ni de mal à la gorge, ni d'éruption d'aucune sorte ; les cheveux ne sont pas tombés ; le malade n'a jamais pris de mercure ni d'iodure de potassium. Onze ans après le chancre, il a eu un enfant qui a vécu.

A l'âge de 25 ans un écoulement purulent est survenu par l'oreille gauche avec diminution considérable de l'ouïe ; cet écoulement a persisté depuis.

Il y a deux ans et demi, il est survenu derrière l'oreille gauche deux grosseurs sur lesquelles un médecin a fait appliquer des vésicatoires. Bientôt la peau qui recouvrait les tumeurs s'est ulcérée et il s'en est écoulé un liquide purulent.

Quelques mois après, en décembre 1877, le malade est entré a Lariboisière, dans le service de M. Tillaux. Il existait un orifice fistuleux au niveau de la région mastoïdienne gauche ; un pus abondant s'écoulait par l'oreille du même côté. M. Tillaux a diagnostiqué un abcès intra-mastoïdien avec nécrose.

La trépanation a été pratiquée. Une incision faite sur les téguments a mis à nu la surface externe de l'apophyse mastoïde ; la portion d'os nécrosée a été enlevée avec le ciseau et le maillet.

Quelques jours après M. Tillaux a quitté Lariboisière pour venir à Beaujon. Le malade l'a suivi ; sa plaie suppurait abondamment, le pus était séreux.

Vers la fin de janvier on voit se développer trois tumeurs au niveau de la clavicule droite. Ces tumeurs, d'abord dures, se ramollissent bientôt, s'ulcèrent ; les ulcérations présentent tous les caractères des ulcérations gommeuses.

Dès lors la nécrose que l'on avait constatée devenait une nécrose syphilitique. Peut-être était-elle due à une gomme de l'apophyse mastoïde.

Sirop de Gibert à l'intérieur. Onguent napolitain comme pansement sur les ulcerations gommeuses et sur la plaie de la région mastoïdienne.

11 février. Mieux sensible ; un petit séquestre, formé au niveau d'une des ulcérations de la clavicule, s'élimine rapidement.

Le mieux s'accentue les jours suivants, les plaies se cicatrisent et le malade sort le 15 mars. A cette date, les ulcérations étaient à peu près complétement cicatrisées ; une tumeur gommeuse du bras gauche, qui s'était developpée dans les derniers jours, a notablement diminué.

Le diagnostic d'abcès intra-mastoïdiens ne pouvait qu'être porté ici, le malade arrivant à Lariboisière avec une otite purulente de la caisse et une fistule à la région mastoïdienne. La syphilis étant reconnue, il y avait à se demander si la nécrose reconnaissait pour cause une tumeur gommeuse de l'apophyse mastoïde. C'est très-probable, le malade ayant présenté, avant d'entrer à Lariboisière, deux tumeurs à la région mastoïdienne.

Observation XIII.

(Communiquée par M. Baratoux).

Otite purulente de la caisse. Abcès intra-mastoïdien. Trépanation. Guérison.

Août 1877. Marguerite F..., 35 ans, marchande de légumes. Excellente constitution; s'enrhume facilement.

Par un temps froid, elle est prise d'une vive douleur dans l'oreille droite avec diminution de l'ouïe ; cataplasmes sur l'oreille.

Les douleurs deviennent de plus en plus vives et décident la malade à venir consulter au bout de deux jours M. Totivin.

Perception oreille droite : montre au contact. Perception oreille gauche : très-bonne. Diapsaon mieux entendu à droite.

Le tympan droit est tombé à sa partie postérieure ; couleur terne ; vaisseaux nombreux à la périphérie. A l'auscultation on entend des râles muqueux.

Douleurs très-vives, surtout quand on touche l'oreille.

On incise le tympan; il sort quelques gouttes de pus mêlées avec un peu de sang. On prescrit des bains d'oreille avec une décoction tiède de têtes de pavots.

Les douleurs se calment et le malade retrouve le sommeil.

Mais, quelques jours après, elle prend froid de nouveau ; les douleurs reparaissent aussi violentes qu'auparavant et gagnent la région mastoïdienne. En cet endroit, gonflement, rougeur, limités à la région ; le pavillon n'est pas écarté de la tête ; la pression est douloureuse.

Cataplasmes laudanisés et frictions d'onguent napolitain sur la région mastoïdienne.

La malade revient deux jours après ; le gonflement, la rougeur ont augmenté ; le sillon auriculo-mastoïdien est conservé ; pas de fluctuation ; les douleurs sont des plus vives.

M. Totivin se résout à pratiquer la trépanation, avec l'aide d'un élève des hôpitaux de Paris, M. Baratoux. Incision cruciale, aucun écoulement purulent par les lèvres de la plaie ; une couronne de trépan est appliquée au niveau de la fossette située au-dessus et en arrière du conduit auditif ; on brise avec un stylet quelques lamelles osseuses ; une assez grande quantité de pus s'écoule par l'ouverture. On fait une injection d'eau tiède et on met une mèche. Cataplasmes.

Les suites de l'opération sont des plus heureuses. Les douleurs disparaissent ; la malade recouvre l'appétit ; la suppuration diminue de jour en jour. Au bout d'une dizaine de jours on peut retirer la mèche et deux semaines après la malade était à peu près complétement guérie.

La trépanation a été pratiquée ici dès les premiers symptômes de l'abcès intra-mastoïdien ; on en voit les heureux résultats. En quelques jours la guérison est survenue.

Observation XIV.

(Communiquée par M. Baratoux).

Otite purulente de la caisse. Acès intra-mastoïdien. Trépanation. Guérison.

Juillet 1876. Ler, âgé de 18 ans, comptable, tempérament lymphatique. Rhume il y a un mois et demi environ ; le quinzième jour, douleurs vives dans l'oreille droite avec bourdonnements et surdité. 48 heures après, écoulement purulent par l'oreille, qui a persisté depuis. Douleurs moins vives à la suite, mais cependant assez marquées, surtout depuis quelques jours. Le malade, fatigué de voir que cela ne finissait pas, vient consulter M. Totivin.

Au niveau de la région mastoïdienne droite, tuméfaction rouge violacée, s'étendant aux parties voisines, considérable ; le pavillon est écarte de la tete ; fluctuation ; la pression sur la tumeur fait sourdre du pus par le conduit auditif, elle est très-douloureuse.

Perception oreille gauche, montre entendue à 1 mètre 50. Perception oreille droite, au contact ; diapason mieux entendu à droite. Conduit auditif droit rempli de pus, rouge et tuméfié ; tympan presque entièrement détruit, il ne reste plus que la partie postéro-supérieure.

Appétit nul ; insomnie ; fièvre. Cataplasmes, injections d'eau tiède, sulfate de quinine.

Le malade revient deux jours après : la tuméfaction est plus considérable, les douleurs sont très-vives, les symptômes généraux ont augmenté. M. Totivin n'hésite plus et pratique une large incision cruciale sur la région mastoïdienne. Une certaine quanté de pus s'échappe des lèvres de l'incision. L'os est mis à nu ; il est ramolli et friable ; avec un bistouri, M. Totivin ouvre facilement les cellules mastoïdiennes.

Injection d'eau tiède phéniquée. Cataplasmes.

Soulagement considérable à la suite de l'opération. Les injections phéniquées sont faites pendant deux mois ; à ce moment le malade va assez bien, la suppuration a diminué. On remplace les injections phéniquées par des injections iodées.

Le malade va de mieux en mieux; l'écoulement cesse complétement une quizaine de jours après.

M. Baratoux revoit le malade quelques mois plus tard. La guérison est parfaite ; l'ouïe est seulement mauvaise à droite.

Dans cette observation, nous trouvons un abcès sous-périostique coïncidant avec un abcès intra-mastoïdien. On sait que cela n'est pas rare dans le cours de l'inflammation suppurative des cellules mastoïdiennes.

La trépanation a été pratiquée au moment où l'os était déjà ramolli ; la guérison a été plus longue que chez le malade précédent. Il est vrai que le jeune homme trépané était profondément lymphatique.

Observation XV (Personnelle).

(Recueillie à la clinique de M. le Dr G. Desarènes).

Otite purulente de la caisse. Abcès intra-mastoïdien. Perforation spontanée de l'apophyse mastoïde. Drain. Guérison complète.

Bisson, 56 ans, employé d'octroi. Excellente constitution. Ecoulement purulent de l'oreille gauche, il y a quelques années, en 1869 ; cet écoulement n'a duré que quatre mois. Guérison.

Dans les premiers jours d'avril 1878, cet homme a été pris de douleurs assez vives avec bourdonnements dans l'oreille gauche. Au bout de deux jours un écoulement purulent est survenu; les douleurs se sont immediatement calmées ; l'écoulement seul a persisté.

Mais, au commencement de juin, de violentes douleurs sont survenues brusquement dans l'oreille malade et la moitié gauche de la tête; l'écoulement a presque disparu. Au bout de quelques jours, tuméfaction considérable derrière l'oreille gauche. Un médecin consulté a ordonné une pommade calmante et des pilules de sulfate de quinine. Voyant que cela ne le soulageait pas, au bout de quinze jours, de souffrances, le malade vient le 19 juin à la clinique de M. le Dr G. Désarènes.

Etat actuel. — Tuméfaction considérable de la région mastoïdienne gauche, s'étendant : 1° en avant jusqu'au pavillon de l'oreille qui est porté en dehors et en avant; 2° en haut, jusqu'à quatre travers de doigt au-dessus de l'extrémité supérieure du conduit auditif; 3° en arriere jusqu'à 6 centimètres de distance de l'apophyse mastoïde; 4° en bas jusqu'à l'extrémité inférieure du pavillon. Cette tuméfaction est d'un rouge violacé ; fluctuation manifeste; pression très-douloureuse.

Conduit auditif rosé, sans gouflement ; le tympan offre une ouverture antérieure, suivant la direction du manche du marteau; toute la membrane tympanique est tuméfiée ; du pus la recouvre, mais il ne s'en échappe pas par la perforation.

Ouïe très-affaiblie ; la montre appliquée n'est pas entendue.

Souffrances des plus vives.

Sommeil nul ; agitation très-grande ; anorexie; fièvre assez élevée.

M. G. Désarènes fait avec le bistouri une ponction répondant à 2 centimètres 1/2 en arrière de l'insertion du pavillon de l'oreille, et constate, au moyen d'un stylet, que le périoste est détaché, soulevé dans une étendue de plusieurs centimètres ; l'os est rugueux, ramolli. Le contact du stylet fait beaucoup souffrir le malade. Cette ponction laisse échapper environ trois cuillerées à bouche d'un pus strié de sang et assez épais.

Un tube à drainage est passé immédiatement par une seconde ouverture pratiquée à la partie supérieure du périoste décollé ; on le fait ressortir par la partie inférieure.

Avant de renvoyer le malade chez lui, M. Désarènes écarte avec un stylet les bords de la perforation du tympan et fait quelques injections d'air dans la caisse, au moyen du cathétérisme de la trompe.

On ordonne des injections d'eau alcoolisée dans la tumeur mastoïdienne et des bains d'oreilles avec une décoction de têtes de pavots.

L'opération est suivie d'un soulagement immédiat et très-considérable. Le sommeil, l'appétit reviennent, l'ouïe reparaît; la montre est entendue au bout de quelques jours à 3 centimètres de distance.

Le 5 juillet l'état du malade est assez amélioré, pour que M. Désarènes, sur sa demande, croit pouvoir lui enlever le drain. Mais, au bout de quelques heures à peine, les douleurs reparaissent dans l'oreille gauche et le côté correspondant de la tête ; la tuméfaction de la région mastoïdienne revient, aussi considérable que la première fois. Le malade effrayé accourt chez M. Désarènes : le drain est remis par les mêmes ouvertures.

Tous les accidents disparaissent de nouveau. Bientôt la suppuration diminue ; elle est à peu près nulle au commencement d'octobre. Le drain est alors enlevé.

Quant à l'écoulement par le conduit auditif, il n'a plus reparu, depuis sa disparition dès les premiers jours de la maladie.

La perforation du tympan se cicatrise.

Au mois de novembre le malade est complétement guéri ; il ne reste plus qu'une légère diminution de l'ouïe.

Cette observation offre plus d'un point à noter.

La cause de l'abcès intra-mastoïdien a été ici le reflux du pus dans les cellules. Ce reflux était dû lui-même à ce qne les bords de la perforation tympanique ne permettaient plus au pus de passer dans le conduit auditif.

L'inflammation suppurative des cellules a marché avec une grande rapidité; en quinze jours la lame externe de l'apophyse mastoïde a été détruite et le pus est arrivé sous le périoste.

Les effets du drain ont été des plus remarquables; tous les accidents se sont calmés dès qu'il a été placé.

Je remercie beaucoup M. G. Desarènes pour les utiles renseignements qu'il a bien voulu me donner sur ce malade.

Observation XVI (Personnelle).

Otite purulente de la caisse. Abcès intra-mastoïdien. Perforation spontanée de l'apophyse mastoide. Ouverture large des parties molles. Guérison.

Choquet (Ernestine), 6 ans, entre le 17 novembre 1878 à l'hôpital des Enfant-Malades, salle Sainte-Pauline, n° 21, dans le service de M. de Saint-Germain.

Tempérament lymphatique. Il y a près de deux ans, a eu une fièvre typhoïde qui a duré une vingtaine de jours. Au milieu de la convalescence on s'aperçut d'un écoulement purulent par l'oreille gauche; l'enfant ne se plaignait nullement. Un médecin consulté prétendit que, si l'on arrêtait la suppuration, les fonctions digestives s'en ressentiraient et conseilla de ne rien faire.

Cela a duré ainsi jusqu'à la fin d'octobre dernier; à ce moment, à la suite d'un refroidissement, l'enfant a commencé à se plaindre de son oreille; l'écoulement avait en même temps beaucoup diminué.

Les douleurs sont devenues plus vives, et on s'est aperçu bientôt qu'une tuméfaction rouge, douloureuse, prenait naissance au niveau de la région mastoidienne gauche. On appelle un médecin, qui ponctionne la tumeur; un pus fétide s'en écoule. Les jours suivants la tumefaction se forme de nouveau et acquiert le volume qu'elle avait auparavant.

Les parents, effrayés, font entrer leur enfant à l'hôpital le 19 novembre.

A ce moment il existe une tuméfaction considérable derrière l'oreille gauche s'étendant aux parties voisines; le pavillon est porté en avant et en dehors; la pression fait sortir du pus par le conduit auditif. Souffrances fort grandes.

Insomnie; agitation; fièvre vive.

M. de Saint-Germain fait une large incision verticale en arrière du pavillon et donne issue au pus. L'épophyse mastoide altérée offre une perforation.

Pansement à l'alcool et lavages dans l'oreille.

L'enfant ne souffre plus, une fois l'opération faite. La plaie marche sans accident vers la guérison.

J'ai appris dans ces derniers jours que la petite Choquet allait assez bien.

Observation XVII (Personnelle).

Otite purulente de la caisse. Abcès intra-mastoïdien. Ouverture spontanée de l'apophyse mastoïde. Fistule consécutive. Méningo-encéphalite Mort.

Maillhabuau (Françoise), âgée de 2 ans, vient à la consultation de M. Tillaux le jeudi 5 décembre 1878 (hôpital Beaujon).

Nourrie au sein; sevrée à vingt mois; a toussé tout l'hiver passé; eczéma impétigineux de la face il y a quelques mois. Un médecin fit mettre à cette occasion un vésicatoire derrière l'oreille droite; on entretint le vesicatoire pendant cinq à six semaines.

Un écoulement purulent s'établit bientôt par l'oreille droite, sans souffrance aucune. Mais au mois d'août l'enfant a commencé à se plaindre; elle portait fréquemment la main à son oreille droite. Quelques semaines après la mère a vu se former derrière et un peu au-dessus de l'oreille une tuméfaction circonscrite, bien limitée.

La peau n'a pas tardé a s'ulcérer et à donner issue à un liquide purulent.

Depuis ce moment, c'est-à-dire depuis le commencement de novembre, du pus a continué de s'échapper par l'orifice fistuleux qui s'est formé, entraînant parfois avec lui, dit la mère, de petits os.

Le médecin a fait mettre des cataplasmes et fait faire des injections phéniquées dans l'orifice fistuleux. Sirop d'iodure de fer à l'intérieur.

Depuis quatre ou cinq jours, l'enfant a perdu sa gaieté habituelle; elle a perdu l'appétit; elle a vomi à plusieurs reprises; elle est fréquemment assoupie. La mère, inquiète, se décide à porter son enfant à la consultation de M. Tillaux, à Beaujon.

On aperçoit à droite, à 1 centimètre en arrière et un peu au-dessus du conduit auditif, un petit orifice de quelques millimètres de diamètre, un stylet introduit par cet orifice penètre de 3 centimètres dans une cavité assez large, où l'on sent une portion d'os nécrosée.

La petite malade est assoupie et ne se plaint pas pendant cet examen.

On dit à la mère de revenir le lendemain matin; on tentera alors d'enlever le séquestre.

Le lendemain, 7 décembre, on ne le sent plus; probablement il a été entraîné par la suppuration.

On se contente d'agrandir l'orifice fistuleux pour permettre de laver plus facilement les parties malades.

La mère apporte de nouveau son enfant le 9 décembre. Les symptômes généraux sont devevus plus graves.

L'enfant ne reconnaît plus sa mère depuis deux jours ; elle est presque toujours assoupie ; à plusieurs reprises elle a eu quelques convulsions. Elle ne vomit plus ; mais elle ne veut rien prendre. Ce matin, le pouls est à 80 : les pupilles sont contractées.

Les symptômes cérebraux s'accentuent de plus en plus les jours suivants.

J'apprends que l'enfant est morte le jeudi 12 décembre. Il est infiniment probable qu'elle a succombé à une méningo-encéphalite.

DIAGNOSTIC.

Lorsque, dans le cours d'une affection de l'oreille, on voit le malade se plaindre de douleurs dans la région mastoïdienne, lorsqu'on voit le gonflement, la rougeur et la fluctuation suivre de près, l'idée d'un abcès mastoïdien vient immédiatement à l'esprit ; ceci n'offre aucune difficulté. Mais est-ce un abcès sous-cutané, un abcès sous-périostique, un abcès intra-mastoïdien? Il est de la plus haute importance de faire le diagnostic; car le pronostic est bien différent et le traitement n'est souvent plus le même.

L'abcès sous-cutané est, dans la majorité des cas, assez facile à reconnaître. Les conditions étiologiques qui ont présidé à son développement mettent sur la voie du diagnostic. L'adénite de la région mastoïdienne, le furoncle du conduit auditif attirent l'attention et sont facilement reconnaissables. La marche de l'abcès permet d'assurer le diagnostic ; le pus se forme rapidement en quelques jours, les souffrances, bien que vives, n'ont pas l'acuité de celles dues à un abcès sous-périostique ou intra-mastoïdien , la tumeur est bien limitée ; le sillon auriculo-mastoïdien est souvent conservé. Enfin, l'abcès ouvert, on constate avec un stylet la non dénudation de l'os.

Le diagnostic de l'abcès sous-périostique et de l'abcès intra-mastoïdien offre des difficultés plus sérieuses.

Dans les cas, peu communs du reste, où l'abcès sous-périostique débute par la région temporale, aucune difficulté; il n'en est pas de même quand la région mastoïdienne est la première atteinte.

L'examen de l'oreille malade donne d'abord quelques indications. Dans les cas d'abcès sous-périostiques, on doit trouver tous les signes d'une otite périostique du conduit auditif, c'est-à-dire, dans la majorité des cas, un gonflement considérable des parois du conduit, au point que la lumière du canal est complétement obstruée ; un écouement d'abondance variable. J'ai déjà dit que, dans certains cas, il pouvait n'y avoir ni gonflement ni même écoulement.

Dans l'abcès intra-mastoïdien, l'otite périostique peut ne pas exister et souvent même elle n'existe pas. On constate un catarrhe purulent de la caisse avec intégrité à peu près complète du conduit auditif ; la membrane du ympan est perforée : il existe des polypes, des fongosités qui obturent la perforation ; quelquefois le tympan n'offre aucune ouverture, mais il est épaissi et refoulé en dehors par le pus.

Toynbee et Duplay indiquent comme un signe excellent, dans le cas d'abcès intra-mastoïdien, l'existence d'un gon flement et d'une rougeur de la peau circonscrits à la paroi postéro-supérieure du conduit auditif osseux. Je me demande jusqu'à quel point on doit avoir confiance dans ce signe. Car dans l'otite périostique du conduit auditif le gonflement, dans quelques cas, peut être limité à la paroi postéro-supérieure.

Les signes tirés de l'examen de la région mastoïdienne on

plus de valeur. Dans l'abcès sous-périostique, les douleurs sont excessives, avec irradiations très-étendues ; la pression est très-douloureuse. Le gonflement apparaît d'abord au niveau de la conque et semble se continuer avec celui du conduit auditif ; le sillon auriculo-mastoïdien est effacé ; le pavillon, porté en avant et en dehors, semble détaché des parois crâniennes. Le gonflement prend très-vite une grande extension et déborde plus ou moins les limites de la région mastoïdienne. Il offre les caractères de l'empâtement phlegmoneux. La fluctuation arrive vite.

Dans l'abcès intra-mastoïdien, les douleurs sont ordinairement plus sourdes et plus profondes ; la pression est moins douloureuse. Le gonflement débute par la région mastoïdienne et y reste limité ; le sillon auriculo-mastoïdien est conservé et quelquefois même exagéré. Ici, le gonflement offre plutôt les caractères de l'œdème que ceux de l'empâtement phlegmoneux. La fluctuation est en général plus lente à se manifester.

Mais, et M. Duplay, comme je l'ai déjà fait remarquer, insiste avec beaucoup de raison là-dessus, à une certaine période de l'inflammation des cellules mastoïdiennes les couches molles se prennent à leur tour et le gonflement s'étend à toute la région. Les symptômes des abcès sous-périostiques et intra-mastoïdiens se confondent. Du reste, dès le début, la périostite de l'apophyse mastoïde et l'inflammation suppurative des cellules peuvent coïncider, l'inflammation de la caisse se propageant à la fois au périoste de l'apophyse mastoïde et aux cellules mastoïdiennes.

L'existence de symptômes cérébraux très-nets fera penser à une affection intra-mastoïdienne.

Je me résume en disant : le diagnostic est fait assez facilement dans un grand nombre de cas ; mais assez souvent on restera dans le doute, soit parce que le malade est venu trop tard et qu'il présente confondus les caractères des deux affections, soit plus rarement parce que les symptômes de l'abcès sous-périostique ou intra-mastoïdien ne sont pas nettement accusés.

Le diagnostic des complications des abcès mastoïdiens n'est pas à faire ici ; c'est celui de l'infection purulente, de la méningite et des abcès encéphaliques. Un fait important dans leur histoire est celui-ci : l'inflammation suppurative des cellules peut passer inaperçue au milieu des phénomènes graves que présente le malade, d'autant plus que, quand les complications éclatent, la suppuration de l'oreille se supprime bien souvent.

C'est ainsi qu'on a pu croire à une fièvre typhoïde ou à des accidents méningitiques survenus d'emblée. Au mois de novembre 1877, M. Chenu a présenté à la Société anatomique un fait semblable : il s'agissait d'un garçon de 17 ans mort de méningite suppurée, consécutive à une carie du rocher et de l'apophyse mastoïde. Pendant plus d'un mois, on l'avait cru atteint de fièvre typhoïde ; le diagnostic n'avait pu être rectifié que quelques heures avant la mort.

PRONOSTIC.

Le pronostic est des plus différents suivant l'abcès que l'on considère. Autant il est bénin dans certains cas, autant il est grave dans d'autres.

L'abcès sous-cutané n'offre aucune gravité. Son ouverture, spontanée ou chirurgicale, est suivie assez rapide de la guérison. Cependant, celle-ci peut être retardée par le décollement de la peau lorsque le pus fuse dans le conduit auditif.

La périostite de l'apophyse mastoïde, prise à temps, n'est pas grave ; la guérison est rapide. Mais, si une intervention chirurgicale active n'a pas lieu, la périostite peut se compliquer d'ostéite, carie et nécrose de l'apophyse mastoïde; les parties voisines peuvent se prendre; un abcès intra-mastoïdien peut en être la conséquence.

Le pronostic de l'inflammation suppurative des cellules est des plus graves. Je l'ai déjà dit, il entre dans leur évolution normale de produire des lésions osseuses et, consécutivement, de donner lieu à des complications redoutables du côté des sinus, des méninges et de l'encéphale. Le pus a autant de tendance et peut-être plus à se porter en dedans qu'en dehors; et même, dans les cas où il se fait une perforation spontanée de l'apophyse mastoïde, le malade n'est pas hors de danger; il est toujours menacé d'accidents terribles.

Le pronostic de ces accidents, c'est-à-dire celui de l'infection purulente, de la méningite et des abcès encéphaliues, est à peu près fatal. Je dis à peu près, car il y a possibilité de guérison pour certains de ces accidents. L'infection purulente peut guérir. Pendant mon externat à Beaujon, j'ai vu, dans le service de M. Tillaux, trois cas bien nets d'infection purulente. Les trois malades ont guéri.

L'état général du sujet doit enfin entrer en ligne de compte dans le pronostic des abcès mastoïdiens. La guérison de l'abcès sous-cutané peut être retardée pendant longtemps, la périostite de l'apophyse mastoïde peut se compliquer plus facilement de carie, de nécrose chez les gens affaiblis, diathésiques. Dans l'abcès intra-mastoïdien l'état général a encore plus d'importance; les complications osseuses ont bien plus de tendance à s'étendre avec un mauvais état général et, par suite, à donner bieu aux accidents dont j'ai parlé. Un coup d'œil jeté sur les observations qui se trouvent à la suite des abcès intra-mastoïdiens prouve ce que je viens de dire. Dans l'observation XV nous voyons un homme d'une excellente constitution guerir en quelques semaines d'une perforation spontanée de l'apophyse mastoïde. Des deux malades de M. Baratoux (obs. XIII et XIV) l'un, jouissant d'une santé excellente, est à peu près guéri au bout d'un mois ; l'autre, profondément lymphatique, a traîné pendant plusieurs mois.

TROISIÈME PARTIE

Traitement.

La première question que l'on doive s'adresser en abordant le traitement des abcès mastoïdiens est celle-ci : Peut-on les prévenir? En d'autres termes, peut-on empêcher les affections de l'oreille, qui donnent lieu à ces abcès, de s'étendre à la région mastoïdienne? C'est ce que je vais examiner.

L'abcès sous-cutané étant dû, dans la plupart des cas, à une adénite suppurée, à un adéno-phlegmon, le traitement préventif consistera à soigner l'adénite avec la plaie, l'inflammation qui lui a donné naissance; en général on réussira. Dans les cas assez rares où l'on voit l'inflammation développée par un furoncle s'étendre en arrière de l'oreille, une incision sur la tumeur circonscrite du conduit auditif arrêtera probablement la marche.

La cause constante de l'abcès mastoïdien sous-périostique, l'otite périostique, ne me paraît pas pouvoir être arrêtée facilement. Cependant une incision, pratiquée prématurément dans le conduit auditif, pourra peut-être, dans certains cas, prévenir et même faire rétrograder un phlegmon mastoïdien. D'après M. Tillaux, on doit le tenter; mon savant maître cite à l'appui le cas d'une jeune fille chez laquelle une incision pratiquée au fond de l'oreille sur un point tuméfié et douloureux fit évanouir des symptômes de méningite.

Le traitement préventif peut jusqu'à un certain point être négligé pour les abcès sous-cutanés et sous-périos tiques. Car, une fois la maladie confirmée, un traitement chirurgical actif permet de l'arrêter. Il en est autrement pour l'inflammation des cellules mastoïdiennes. Ici le traitement préventif a une importance considérable, en raison de la gravité que prend l'affection dès qu'elle est déclarée. Ce traitement n'est autre que celui de l'otite suppurée. C'est une chose bien singulière et bien triste à la fois que l'indifférence des gens du monde et même de bien des médecins pour les suppurations de l'oreille. On est inquiet dès que l'on a la moindre affection oculaire; mais on néglige complètement les écoulements d'oreille. Souvent même, il y a plus que de l'indifférence; beaucoup de gens considèrent les écoulements d'oreille comme des émonctoires salutaires, qu'il serait dangereux de supprimer. Peut-être ce préjugé a-t-il pour origine la fréquence des accidents graves observés après l'arrêt brusque de l'écoulement purulent, toujours en vertu du fameux axiome : *post hoc, ergo propter hoc.* On ignore que l'écoulement diminue ou se supprime, soit parce que une cause mécanique s'oppose au passage du pus, soit parce qu'il se produit une otite suraiguë ou bien une affection générale. En présence d'une otorrhée, on devrait avoir présent à l'esprit ces mots de Wilde (de Dublin), qui résument très-bien le pronostic : « Aussi longtemps qu'il existe une otorrhée, on ne peut pas dire quand, comment, et où elle va finir, ni où elle peut mener. »

Je n'entrerai pas dans les détails du traitement de l'otite suppurée; ce serait sortir de mon sujet. Je vais seulement en faire ressortir les points importants.

Dans l'otite aiguë, les saignées générales et locales, les fumigations tièdes dans le conduit auditif, les bains d'oreilles locaux et surtout la paracentèse du tympan peuvent être indiqués. Je ne saurais trop insister sur ce dernier moyen, dès que l'on est certain de l'existence du pus dans la caisse.

Dans l'otite chronique le traitement local doit consister, d'une part, à empêcher l'accumulation de pus dans la caisse et le conduit auditif, au moyen d'injections d'eau tiède abondantes et bien faites; d'autre part à essayer de diminuer la production du pus, en faisant faire des instillations médicamenteuses (solutions de sulfate de zinc, de cuivre, d'alumine, de nitrate d'argent, etc.). Quand les lésions osseuses sont reconnues ou soupçonnées, on doit proscrire tous les irritants et n'employer que des solutions très-étendues. Le traitement général a ici une grande importance, les suppurations de l'oreille étant presque toujours liées à un état constitutionnel. On emploiera les amers, l'huile de foie de morue, etc., on recommandera surtout de suivre les règles d'une sage hygiène, les exercices en plein air, un régime simple, nutritif, etc. Dans quelques cas il est bon d'avoir recours à quelques révulsifs derrière l'oreille, vésicatoires, cautères, séton.

Le traitement préventif n'a pas réussi : un abcès mastoïdien se développe. Que faut-il faire?

La conduite est très-simple pour l'abcès sons-cutané. Dès que la fluctuation paraît, il faut inciser et donner issue au pus. L'incision doit être parallèle au pavillon et à 1 centimètre au moins du sillon auriculo-mastoïdien. On évite ainsi de blesser l'artère auriculaire postérieure. Si cependant cette artère ou une de ses branches était ouverte par le bistouri, on saisirait entre les mors d'une pince à arrêt toute l'épaisseur de la peau et on laisserait l'instrument en place pendant 24 heures. La ligature et la torsion ne sont pas applicables, en effet, à cause de l'adhérence de l'artère à la peau. La compression qui donne de si bons résultats dans les plaies du cuir chevelu est aussi inefficace, vu l'écartement des parois du foyer. Dans les cas où le pus a décollé les téguments et fusé dans le conduit auditif, il est bon de suivre les conseils de Chassaignac et de faire passer un tube à drainage de l'intérieur du conduit auditif vers les téguments.

La périostite de l'apophyse mastoïde peut se terminer par résolution, sous l'influence des moyens antiphlogistiques ordinaires : sangsues, vésicatoires, frictions résolutives, cataplasmes. On doit donc les employer. Mais, si on ne réussit pas dès les premiers jours, ou si l'abcès débute avec une grande violence, si le malade présente ces troubles oculaires sur lesquels j'ai insisté, on doit sans plus tarder, sans attendre la suppuration, avoir recours à un moyen énergique : l'incision des parties, siége du gonflement. On fera une incision de 3 à 4 centimètres de longueur, profonde, allant jusqu'à l'os, parallèle au pavillon et à 1 centimètre au moins en arrière de la conque. Cette incision a un double avantage. Elle débride le périoste et agit comme moyen antiphlogistique par l'écoulement de sang auquel elle donne lieu.

Dans la plupart des cas, cette opération est suivie d'un soulagement immédiat ; les douleurs diminuent considérablement ; l'agitation du malade se calme ; les symptômes généraux disparaissent très-vite et en quelques jours le malade est guéri. L'observation III en est un exemple remarquable.

Il va sans dire que, si l'on est appelé trop tard, si la fluctuation existe déjà, on doit pratiquer une et même parfois plusieurs incisions. On introduit dans la plaie une mèche ou un drain et on fait mettre des cataplasmes.

Dans ces cas bien souvent des trajets fistuleux persistent, entretenus par des lésions osseuses de l'apophyse mastoïde. On a à appliquer le traitement de la carie et de la nécrose. Je n'ai pas à en parler ici.

J'arrive maintenant au traitement des abcès intra-mastoïdiens. Doit-on essayer les moyens antiphlogistiques comme pour la périostite de l'apophyse mastoïde. Je crois, qu'on a toujours échoué quand on les a employés. Que faire alors? Wilde propose de faire une large et profonde incision, pénétrant jusqu'à l'os, et d'attendre 24 ou 48 heures; si les accidents ne se calment pas, on trépane l'apophyse mastoïde. Trœltsch prétend que cette incision, ou bien, ce qui pour cet auteur est préférable, l'incision des parties molles du conduit auditif, au niveau de la paroi postéro-supérieure, lui ont donné les meilleurs résultats. C'est ce qu'ont dit aussi un certain nombre de chirurgiens auristes. M. Duplay s'élève contre cette méthode et l'accuse de faire perdre un temps précieux. D'après ce chirurgien distingué, c'est précisément dans les cas de périostite de l'apophyse mastoïde que l'incision de Wilde procure une guérison rapide. Je crois que M. Duplay est parfaitement dans le vrai. L'incision de Wilde peut soulager, mais non arrêter l'inflammation suppurative des cellules. Du moment où il y a du pus dans les cellules mastoïdiennes, il faut lui donner issue, et le seul moyen de le faire, c'est de trépaner l'apophyse mastoïde. Je m'empresse d'ajouter que dans les cas, et ils sont assez nombreux, où l'on est embarrassé sur le diagnostic, l'incision de Wilde ou de Trœltsch est une excellente chose; on attend, comme je l'ai dit quelques lignes plus haut, 24 ou 48 heures. Si les accidents inflammatoires ne diminuent pas, on trépane.

L'idée de trépaner l'apophyse mastoïde remonte au XVIIe siècle. Vésale avait fait connaître, trois quarts de siècle auparavant, la disposition aréolaire de l'apophyse mastoïde et la communication des cellules avec l'oreille moyenne. Riolan, insistant de nouveau sur cette communication, en déduisit la conséquence qu'il serait possible, en pratiquant la térébration de l'apophyse mastoïde, d'évacuer les collections purulentes et de guérir la surdité, résultant de l'obstruction de la trompe d'Eustache.

L'observation des phénomènes pathologiques conduisit les chirurgiens à mettre en pratique les conseils de Riolan. Valsalva fit une injection par une fistule mastoïdienne et vit, non sans surprise, que le liquide injecté pénétrait dans la caisse et jusque dans la bouche par la trompe d'Eustache. Deymier et d'autres observateurs, frappés de l'amélioration qui suivait la perforation spontanée de l'apophyse mastoïde, conseillèrent d'entretenir ces fistules et même de les agrandir. C'est alors, dans les premières années du XVIIIe siècle, que J.-L. Petit pratiqua pour la première fois la trépanation de l'apophyse mastoïde, avec la gouge et le maillet, pour évacuer une collection purulente. La seconde trépanation ne fut faite que longtemps après, en 1776, par un chirurgien suédois, Jasser. Jasser fit l'opération sans qu'il y eut carie de l'apophyse mastoïde, pour rétablir l'audition dans un cas de surdité ancienne; le malade guérit. L'exemple de J.-L. Petit et de Jasser fut bientôt suivi ; l'opération fut répétée une première fois par Hagstrœm sans succès; puis quatre fois par Lœfler et par Fielitz avec succès.

Un événement malheureux vint arrêter les tentatives des chirurgiens; le médecin du roi de Danemark, Jean-Just Berger, souffrant depuis longtemps de surdité, se soumit à l'opération en 1791. Il fut opéré par Kælpin. Mais, dès le lendemain, des accidents graves se déclarèrent et Berger succomba le onzième jour, probablement à la suite d'une inflammation des méninges.

Le retentissement de ce fait fut immense.

Malgré l'exemple d'un soldat qui voulut être opéré par Proët, de Copenhague, en 1792, et qui guérit, la trépanation de l'apophyse mastoïde fut abandonnée. Il faut arriver jusqu'en 1824 pour en retrouver un exemple ; elle fu pratiquée encore avec succès par Weber, de Hammelbourg.

Avec elle commence une sorte de réaction en faveur de la trepanation, attaquée alors par Saissy et Itard. Dans le journal l'Expérience, de 1838, Dezeimeris prit en main la défense de l'opération et conclut que la perforation de l'apophyse mastoïde était une ressource précieuse qu'on avait tort de ne pas mettre plus souvent en pratique. Denonvilliers, dans sa thèse d'agrégation (1839), arriva à la même conclusion. Forget, en 1849, remit en honneur l'opération en France; l'observation n'a été publiée qu'en 1860. Dans cette même année, Follin présenta à la Société de chirurgie un cas semblable; depuis il en a rapporté deux autres. Dans la même séance, M. Morel-Lavallée dit avoir fait la même opération quelques années auparavant.

Depuis cette époque, la trépanation de l'apophyse mastoïde, entrant réellement dans la pratique chirurgicale, a été faite un grand nombre de fois. Ce nombre s'élevait à 59 en 1873 (Mémoire de Schwartze et Eysell) ; à 64 en 1874 (Mémoire de Rupprecht) ; à 98 en 1875 (article Mastoïde du Dictionnaire de médecine et de chirurgie pratiques, par G. Poinsot). Les chirurgiens qui l'avaient pratiquée, depuis les opérations de Forget, de Follin, de Morel-Lavallée, étaient, en France, Triquet, Péan, Garrigou-Désarènes, Miot, Azam; en Allemagne, Trœltsch, Schwartze, Pagenstecher, Gruber, Mayer, Flaitz, Eysell, Burns, Billroth, Volkmann, Wendt, Riesel, Schede, Jacoby, Parheidt; en Angleterre, Hinton, Colles, Stokes, Buszart, Barwell, Daby; en Amérique, Turnbull, Agnew. Roosa, Weir, Laight, North, Buck.

Depuis 1875 on a fait un certain nombre de trépanations de l'apophyse mastoïde en France et à l'étranger. MM. Tillaux, Duplay, Péan notamment en ont publié plusieurs observations; j'en rapporte dans ma thèse trois cas. L'un est dû à M. Tillaux; les deux autres à un médecin distingué de Dinan (Côtes-du-Nord), M. Totivin.

Ces nouvelles opérations portent à près de 120 le nombre des trépanations de l'apophyse mastoïde actuellement connues. Sur ces 120 trépanations, on ne compte pas 20 morts, et encore, dans la plupart des cas où la mort est survenue, elle ne peut être attribuée à l'opération, mais bien à la marche envahissante du mal et au retard mis à opérer. Comparez à cela la statistique de Buck donnant 34 morts sur 39 cas, où l'inflammation suppurative des cellules fut abandonnée aux seules forces de la nature. La comparaison est saisissante et conduit à cette conclusion : La trépanation de l'apophyse mastoïde est indiquée dans les abcès intra-mastoïdiens.

Trépaner, en effet, dans ces cas, c'est abréger l'œuvre de la nature ; c'est appliquer cette loi de pathologie générale qui veut qu'on donne issue au pus aussitôt qu'on est certain de sa formation ; c'est enfin établir une contre-ouverture qui permet de prévenir la stagnation du pus et de modifier les parois du foyer par le contact de substances médicamenteuses.

A quel moment doit-on opérer ? Faut-il suivre le conseil de J.-L. Petit, opérer dès qu'on est certain qu'il se forme du pus dans les cellules? Faut-il attendre, comme le veulent Kramer et quelques otologistes, que la lame osseuse cède sous la pression du doigt ? Denonvilliers et les chirurgiens les plus autorisés de notre époque pensent que le conseil de J.-L. Petit est le meilleur, qu'il faut opérer dès que les douleurs locales, le gonflement des téguments, la rougeur de la peau donnent lieu de croire à l'existence d'un liquide purulent dans les cellules mastoïdiennes ; on peut ajouter, que la membrane du tympan soit perforée ou non.

Mais la trépanation de l'apophyse mastoïde a, comme toute opération, ses contre-indications. Lorsqu'il existe des signes évidents d'infection purulente, de méningite, d'abcès encéphalique, on ne doit pas intervenir. Peut-être pourrait-on y avoir recours lorsque ces affections sont tout à fait à leur début.

La trépanation de l'apophyse mastoïde est certainement une des plus belles de la chirurgie. Je suis persuadé que plus d'un malade aurait échappé à la mort si on y avait eu recours. Cependant, il ne faut pas oublier qu'elle est dangereuse ; on risque d'ouvrir la fosse cérébrale postérieure, la fosse cérébrale moyenne, le sinus latéral surtout, ce qui est malheureusement arrivé. J'ai vu des temporaux où, les cellules mastoïdiennes n'existant pas ou presque pas, la trépanation aurait infailliblement ouvert le sinus latéral. Aussi je crois, avec la plupart des chirurgiens, qu'il est prudent et sage de s'abstenir dans deux autres circonstances où l'on a proposé encore la perforation mastoïdienne, c'est-à-dire dans les cas d'otorrhées rebelles et dans les cas de surdité sans suppuration ni altération des os.

Manuel opératoire. — Le malade endormi, on pratique sur la région mastoïdienne une incision cruciale ou en T, qui va jusqu'à l'os et met à nu la surface de l'apophyse. L'incision verticale est parallèle à la conque de l'oreille, dont la sépare un intervalle de 1 centimètre ; elle doit avoir 4 à 5 centimètres de longueur. L'incision horizontale est parallèle à la paroi supérieure du conduit auditif. On dissèque les lambeaux résultant de l'incision, on décolle le périoste et on pratique la trépanation.

Ici, deux questions importantes se posent : Quels instruments doit-on employer ? En quel endroit doit-on trépaner ?

Les instruments dont on s'est servi sont assez nombreux. Les plus employés sont la gouge et le maillet, la tréphine ou le trépan. M. Tillaux préfère la gouge et le maillet; MM. Duplay, Péan, Garrigou-Désarènes emploient le trépan. Le trépan est évidemment d'un très-petit calibre (0^m,006 à 0^m,008). Celui de M. Désarènes est muni d'un curseur destiné à limiter la profondeur à laquelle il doit pénétrer.

La détermination de l'endroit où il faut trépaner est des plus importantes : elle a donné lieu, dans ces dernières années, à un certain nombre de travaux, notamment en Allemagne (Mémoires de Carl Wolf, de Arthur Hartmann). Faut-il trépaner le plus près possible du sommet ou, au contraire, à la hauteur de la paroi supérieure du conduit auditif, là où se trouvent les grandes cellules de la portion horizontale ? On est à peu près d'accord aujourd'hui pour choisir cette dernière méthode. Mais faut-il trépaner, comme le veulent Trœltsch et Duplay, à une distance de 8 à 15 millimètres derrière l'insertion du pavillon et à la hauteur du bord supérieur du conduit auditif externe; ou bien, comme Hartmann, de 4 à 8 millimètres en arrière de la petite apophyse appelée « spina supra meatum ; » ou, ce qui revient à peu près au même, faut-il prendre comme point de repère, avec M. G. Désarènes, une petite dépression qui se trouve à la racine postérieure de l'apophyse zygomatique? Après avoir examiné un certain nombre de temporaux, je me range entièrement à l'avis de M. G. Désarènes. Il me semble qu'on a moins de chances d'ouvrir le sinus latéral. Je préfère le point de repère de M. G. Désarènes à celui d'Hartmann, car l'épine osseuse indiquée par l'auteur allemand est loin d'être toujours bien marquée, tandis que la dépression se sent parfaitement chez tous les sujets.

Quel que soit l'instrument employé, quel que soit le point où l'on pratique la trépanation, on doit diriger avec beaucoup de precautions l'instrument en dedans, en avant et un peu en bas, c'est-à-dire parallèlement au conduit auditif. Arrivé dans le foyer, on facilite l'écoulement du pus en enlevant avec une pince quelques cloisons osseuses et on fait une injection pour s'assurer si la communication existe avec le conduit auditif et la trompe d'Eustache.

Si la membrane du tympan était intacte, on ferait la myringodectomie; si le conduit auditif était obstrué par le gonflement des parois ou par des masses polypeuses, on inciserait les parois, on enlèverait les polypes.

Cela fait, on introduit une mèche de charpie ou un petit tube à drainage dans la plaie et on fait faire des lavages chaque jour avec un liquide détersif, comme l'eau alcoolisée ou phéniquée.

La trépanation de l'apophyse mastoïde peut offrir quelques particularités. En arrivant sur l'os on peut le trouver déjà ramolli et friable; il suffira dans ces cas d'un bistouri et quelquefois même d'un stylet pour l'ouvrir.

On peut trouver l'apophyse mastoïde perforée. Si l'orifice est trop petit, on l'agrandit soit avec les instruments ordinaires de la trépanation, soit avec le bistouri ou un couteau lenticulaire.

On ferait de même pour favoriser la sortie ou l'extraction des séquestres.

Au moyen d'une simple ponction et avec l'aide d'un stylet, il est souvent possible de diagnostiquer, avant l'incision des téguments, une perforation spontanée de l'apophyse mastoïde. Que faire, si on estime la perforation suffisamment grande? On incise ordinairement les parties molles jusqu'à l'os. Peut-être vaudrait-il mieux, dans certains cas, placer un tube à drainage; c'est ce qu'a fait M. G. Désarènes chez un malade dont je donne l'observation (obs. XV). Le résultat a été des plus heureux : le malade a guéri en quelques semaines.

INDEX BIBLIOGRAPHIQUE.

J-L. Petit. — Traité des maladies chirurgicales, éd. 1837, p. 411.

Leschevin. — Mémoire sur la théorie des maladies de l'oreille et sur les moyens que la chirurgie peut employer pour leur curation, 1763.

Itard. — Traité des maladies de l'oreille, 1821.

Lallemand. — Recherches sur l'encéphale, lettre iv, t. II.

Denonvilliers. — Thèse d'agrégation, 1838.

Compendium de chirurgie. — Art. Oreille, t. III.

Chassaignac. — Traité de la suppuration, 1859, t. II.

Toynbee. — On diseases of the ear, 1860, trad. Darrin.

Wilde. — Archives générales de médecine, t. XVII.

Forget. — Union médicale, 1860, n° 52.

Follin. — Gazette des hôpitaux, 1864, n° 1.

Triquet. — Traité des maladies de l'oreille, 1863.

Triquet. — Leçons cliniques, 1866.

Sentex. — Ecoulements purulents du conduit auditif et de la phlébite consécutive des sinus méningiens. Th. Paris, 1865.

Brouardel. — Lésions du rocher et complications qui en sont la conséquence. Bulletin de la Société anatomique, 1866.

Hagen. — Die circumscripte entzundung des Ausseren Gehörganges, Leipsig 1867.

Menière. — Des moyens thérapeutiques employés dans les maladies de l'oreille. Paris, thèse 1868.

Délaissement. — De la trépanation de l'apophyse mastoide. Paris, thèse 1868.

Barèty et Renaut. — Anat. patholog. de l'otite interne des nouveau-nés. Archiv. de physiol., 1869, t. II, p. 376.

Prompt. — Accidents encéphaliques occasionnés par 'otite. Thèse de Paris, 1870.

Trœltch. — Traité des maladies de l'oreille, trad. de Kuhn et Levi. Paris, 1870.

Buck. — Archives of ophthalmology and otology. New-York, 1871.

Richet. — Traité pratique d'anatomie médico-chirurgicale.

Duplay. — Pathologie externe, t. IV, fasc. 1.

Duplay. — Archives de médecine, 1875, t. II.

Garrigou-Désarènes. — Gazette des hôpitaux, 1873, n° 148 et n° 150.

Bonnafont. — Traité des maladies de l'oreille, 1873.

WARNET. — Des abcès mastoïdiens et de leur traitement. Paris, thèse 1873.

BROCHIN. — De la trépanation de l'apophyse mastoïde. Paris, thèse, 1875.

GIERSYNSKI. — De la trépanation de l'apophyse mastoïde. Paris, thèse, 1875.

POINSOT. — Dictionnaire de médecine et de chirurgie pratique. Article mastoïde.

GELLÉ. — Signe nouveau indiquant la respiration du nouveau-né tiré de l'inspection de l'oreille, 1876.

BOCHEFONTAINE. — Sur quelques particularités des mouvements réflexes, déterminés par l'excitation mécanique de la dure-mère crânienne (Note communiquée par M. Vulpian à l'Académie des sciences, 7 août 1876.

TILLAUX — Traité d'anatomie topographique.

WOIMANT. - Contribution à l'étude des abcès mastoïdiens. Paris, thèse, 1877.

DURET. — Etudes expérimentales sur les traumatismes cérébraux. Paris, thèse 1878.

A. PARENT, imprimeur de la Faculté de Médecine, rue Mr-le-Prince, 31.

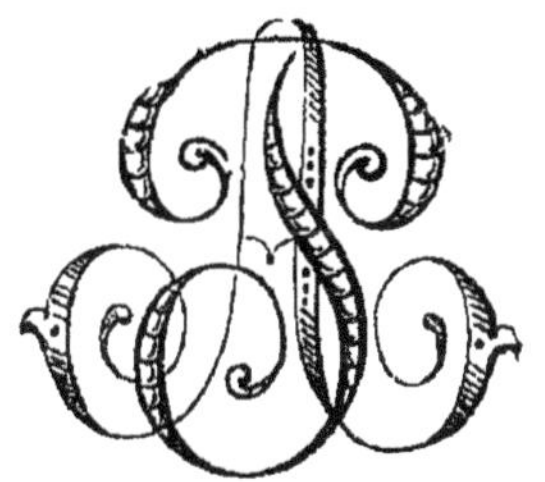

www.ingramcontent.com/pod-product-compliance
Ingram Content Group UK Ltd.
Pitfield, Milton Keynes, MK11 3LW, UK
UKHW012239240726
13966UKWH00003B/1164